Tat twam asi

fórmula sânscrita
que quer dizer Tu és este,
e que expressa
a identidade fundamental de todos os seres
por trás da aparente multiplicidade;
fusão do mundo interior
com o mundo visível

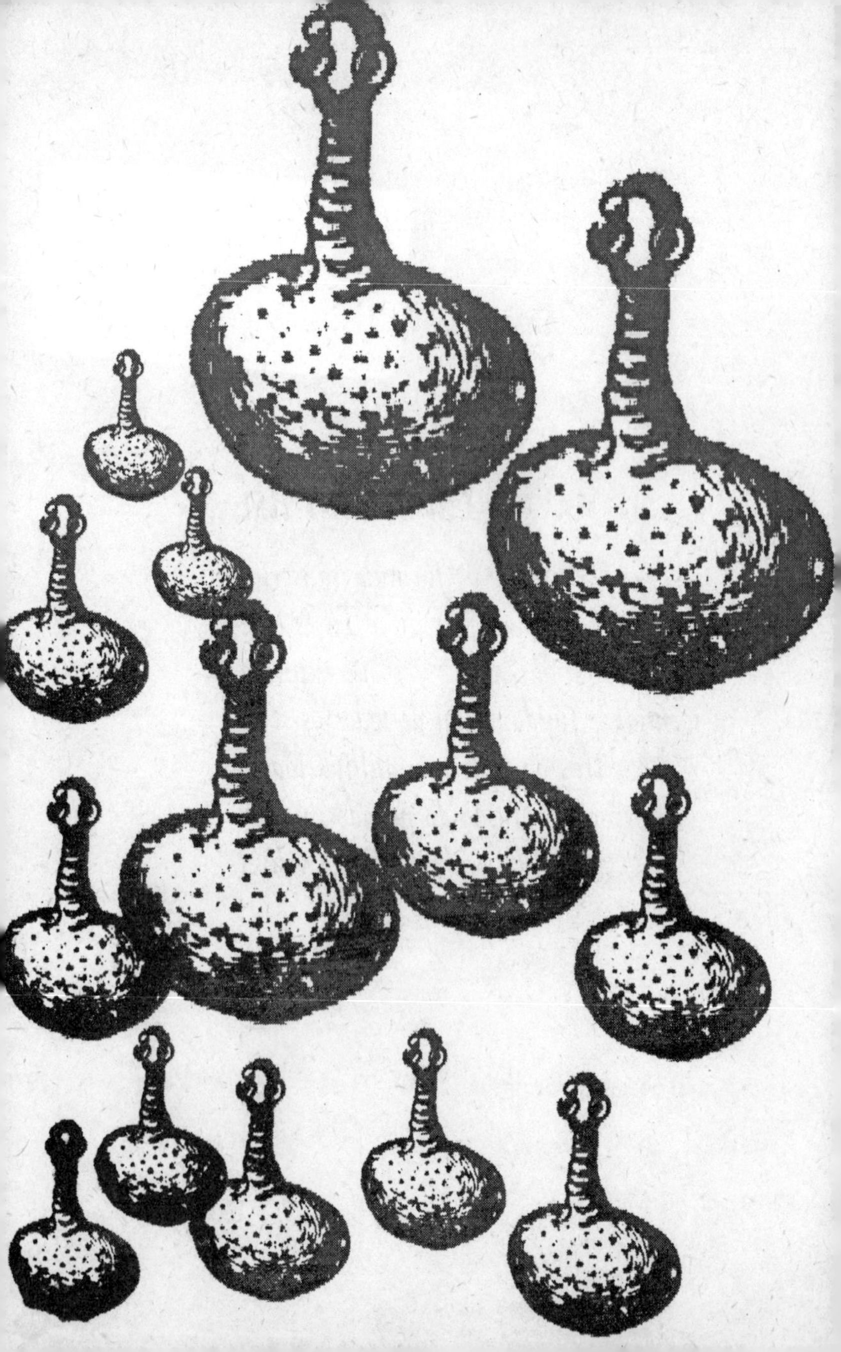

No princípio era o verme.
E o verme criou bracinhos,
criou perninhas,
desenvolveu a cabeça,
cresceu e virou um monte
de outros bichos maiores,
gigantescos mesmo,
onde ele verme
e sua tribo de parasitas
puderam entrar, morar,
comer e procriar
em paz,
vivendo felizes assim
para todo o sempre.

Claro que a vida não é só isso, mesmo para um verme. Como toda criatura viva, ele tem que lutar pela sobrevivência – tanto no plano imediato, que é arranjar abrigo e comida, quanto a longo prazo, garantindo a continuação da espécie.

– E daí?, pergunta aquela senhora, já com desgosto de tanto verme logo na abertura, parece que nem leu o título, mas, enfim, tem todo o direito de perguntar: – E daí?

Bem, daí que nós humanos somos o que se chama polidamente de "hospedeiros" dos vermes. É em nós, graças a nós e ao nosso sangue que eles sobrevivem.

– Ha!, faz ela com um muxoxo. – Isto é coisa do passado. Antigamente sim tinha-se muitos vermes, as crianças, os adultos, todo ano tomávamos vermífugos e laxantes para

eliminar parasitos, mas isso mudou! A medicina progrediu muito!

Bom, mas há quanto tempo a senhora não faz um exame para conferir?

– Ora, e para que é que eu vou fazer? Na televisão, no Fantástico, apareceu uma reportagem mostrando que a maioria dos resultados dá negativo. Se é assim, nem adianta...

É verdade. A maioria dos resultados dá negativo. Culpa dos planos de saúde, dizem; que pagam uma mixaria por cada exame realizado, então os encarregados também

só dão uma olhadinha. Assim fica difícil achar alguma coisa.

E acontece que é muito comum termos não só um verme, mas uma turma de dois, quatro, cinco ou mais tipos diferentes. Afinal, são milhões de anos de adaptação recíproca. Por isso mesmo, embora sempre nos causem pequenos danos, se não conseguirem colonizar nossas entranhas sua passagem será discreta e perfeitamente suportável.

– Eu, hem? Bichos nojentos...

Ué, minha senhora, e as baratas? E as aranhas, lagartas e lesmas? E os piolhos e pulgas e carrapatos? Também são desagradáveis, mas a gente enfrenta! Quer coisa mais chata do que chato? E mosquito?

– Ah, mas vermes são diferentes. Vermes estão dentro!

Justamente, minha senhora. Não podem ser vistos, e o que os olhos não vêem, o coração não sente. Já a barriga...

– Outro dia esteve no programa do Jô uma moça, uma jovem bailarina, que ficou tetraplégica porque teve vermes na coluna.

Justamente, minha senhora, justamente. Eles podem fazer coisas inacreditáveis.

– E a minha sobrinha, dia destes, botou uma lombriga imensa, não sei bem se era lombriga ou solitária, uma coisa louca, sabe?

Pois é, como eu ia dizendo...

– Tenho pavor dessas coisas. Imagine, um bicho dentro!... Me contaram uma história... um rapaz... no hospital...

Vermes?
Melhor não tê-los!

Tem toda a razão aquela senhora: melhor não tê-los. Além de contrariarem profundamente nosso ideal de limpeza, o fato é que vermes pintam e bordam dentro do hospedeiro. Andam para cima e para baixo como se estivessem em casa, e quando querem se fixar usam ganchos, ventosas e dentes para se agarrar em nós. Machucam e destroem tecidos, invadem a corrente sanguínea e viajam pelo corpo inteiro, produzem toxinas ruins para nós, um horror. Alguns têm boca, aparelho digestivo e ânus; outros absorvem todos os nutrientes pela própria superfície do corpo, feito esponjas. Competem conosco pela comida, já que precisam das mesmas coisas para viver: proteínas, vitaminas, minerais, gordura – e glicose, muita glicose, que armazenam em forma de glicogênio e vão gastando em sua exaustiva vida de parasitas.

as verminoses podem prejudicar não só os intestinos, mas também o fígado, os pulmões e o cérebro

Causam não poucos danos, assim como as pragas de um jardim. Do mesmo jeito que uma planta cria fungos ou é comida por uma lagarta ou abriga centenas de ovinhos do que quer que seja e fica doente e morre, nossos tecidos externos e internos podem abrigar um sem-fim de parasitas.

E não é qualquer sem-fim de parasitas não, é uma comunidade muito sofisticada que passa por vários estágios difíceis antes de conseguir se estabelecer direito. Como não tem proteção corporal contra agressões externas, precisa de um lugar quentinho e úmido para viver – de preferência com comida, e melhor: mastigada, engolida e digerida, fast-food de parasitas.

Agora, uma notícia boa e outra ruim. A ruim é que, do milhão e meio de espécies vivas identificadas até agora, mais de 2/3 são parasitas. A boa é que nenhum parasita tem interesse em matar o hospedeiro, porque estaria inviabilizando a própria existência.

muitas associações são possíveis entre organismos vivos numa comunidade biológica: amensalismo, carnivorismo, comensalismo, competição, herbivorismo, mutualismo, parasitismo, predação, simbiose; são as chamadas interações bióticas

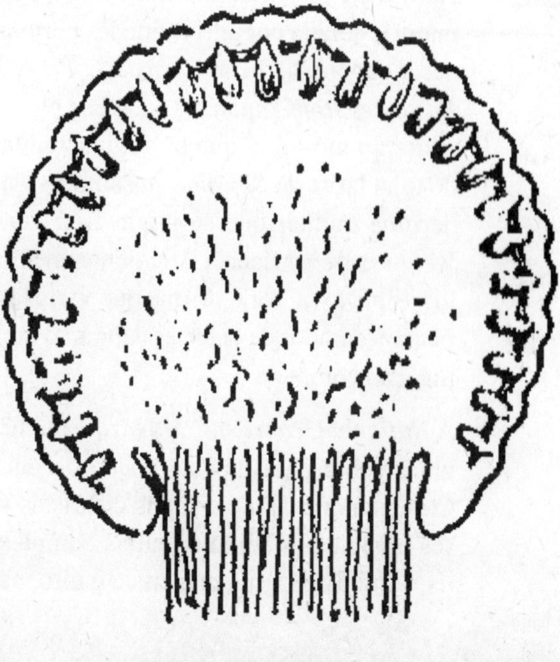

Os vermes andavam meio sumidos, recentemente voltou-se a falar deles.

câncer e alergias

Raul Barcellos, médico carioca que desenvolveu uma dieta contra o câncer e as alergias, acredita firmemente que vermes são os grandes causadores de alergias e câncer.

mais câncer

Hulda Clark, cientista canadense cheia de títulos, assegura que 100% dos portadores de câncer têm uma baratinha no fígado, a *Fasciolopsis buski*.

larva no seio

diabetes

Na Internet proliferam os sites sobre parasitas, a maioria gerada por universidades norte-americanas e japonesas. Em *Parasites, Parasites and Parasites from Japan*, os médicos elegem o parasita do mês; é lá que está a inacreditável foto de uma larva de *Spirometra* saindo viva do seio de uma mulher que se julgava ter câncer. Em *Wellness Web*, Michael Briamonte, médico nutrólogo em Nova York, afirma que vários pacientes ficaram curados de diabetes depois de uma vermifugação completa.

A *National Geographic Magazine* publica 18 páginas sobre parasitas na edição de outubro/97. Comenta que cada vez mais cientistas vêem esses organismos como criaturas complexas e sutis, admiráveis à sua maneira e muito mais poderosas do que se poderia imaginar. "Eles inspiram em nós um saudável respeito pelo poder das pequenas coisas", comenta Daniel Brooks, zoólogo da Universidade de Toronto.

o poder do pequeno

Quem de nós sabe alguma coisa sobre esses inquilinos que jamais pedem licença? Quase ninguém. A maioria, como aquela senhora, acha que o assunto já foi resolvido há muito tempo, que verme é coisa de cachorro, de criança, de roça.

vermes? quem, eu?!

Não deixa de ter razão; certos vermes atacam mais quem anda descalço, toma banho de rio e tem pouca higiene. Mas mesmo a mais cosmopolita das cidades modernas possui um vasto repertório de verminoses, afetando no mínimo 30% de qualquer população do mundo e pegando adultos assim como crianças e animais. Por uma razão muito simples: a transmissão geralmente se dá através dos ovos dos parasitas, que são minúsculos – e muitos, milhares, milhões.

parece terrorismo

Por exemplo: você vai num restaurante de luxo e resolve lavar as mãos antes de comer, cumprindo um preceito universal de higiene. Lavou, secou naquela maquininha de ar quente, abriu a porta do banheiro para voltar ao salão e já está carregando nos dedos um ou mais ovinhos que alguém deixou na maçaneta. O rico pãozinho com patê e trufas que você come em seguida já leva para dentro quem sabe uma lombriguinha, quem sabe uma solitária...

E a verdade verdadeira é que, mesmo esterilizando tudo em volta, um parasita sempre haverá de dar gargalhadinhas. Pela simples razão de que ninguém pode se esterilizar por dentro ou impedir a vida de seguir seu curso.

Mas não são só vermes que parasitam seres humanos – protozoários, bactérias, fungos, vírus, rickéttsias e príons também vivem às nossas custas.

protozoários

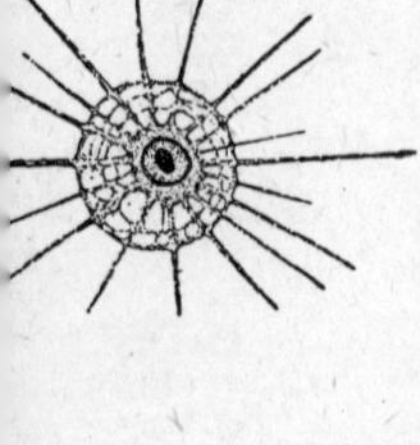

Protozoários são uma coleção de organismos animais muito diferentes entre si, e não um grupo biológico. O que os classifica juntos é o fato de serem dotados de uma célula só que faz tudo – come, excreta, respira, se move e se reproduz sozinha. Entre eles estão parasitas intestinais como amebas e giárdias, abundantes em todos os lugares do mundo. Pertencem ao reino dos protistas, junto com as algas (não todas) e o limo.

Vermes, ou melhor, helmintos, são animais de todos os tipos e tamanhos. Podem viver livremente, como as minhocas, ou parasitar vegetais e animais. Podem ser redondos como as lombrigas, chatos como as fascíolas, minúsculos como os rotíferos ou enormes como as tênias. Alguns têm sistemas digestivo e circulatório, outros não têm cavidades nem orifícios, uns se reproduzem sozinhos, outros já gostam de sexo, uns vivem muito, outros pouco, enfim: monotonia, jamais.

vermes

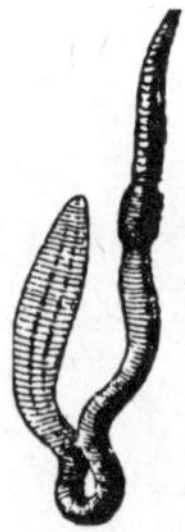

Bactérias já não são animais, mas moneras, organismos unicelulares primitivos, simples e flexíveis, geralmente parasitas, que crescem e se reproduzem muito rapidamente. Estão na Terra há 3,5 bilhões de anos e parecem ser as formas iniciais da vida, a partir das quais tudo se desenvolveu. Pasme: diz a Encyclopaedia Britannica que em qualquer corpo humano há mais bactérias do que células humanas.

bactérias

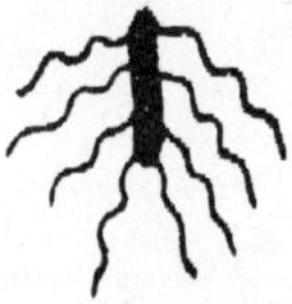

Com necessidades nutricionais refinadas, bactérias só conseguem viver parasitando animais, plantas ou ambientes ricos como o leite, e geralmente colaboram com nossos processos nutricionais e digestivos. Acontece que, em certas situações, uma bactéria amiga se torna agressiva. A *Escherichia coli*, por exemplo, mora no intestino e fabrica as preciosas vitaminas K e D; mas, se entra acidentalmente no sangue, pode colonizar o corpo inteiro e levar à morte.

atualmente se divide o mundo das coisas vivas em seis reinos: vírus, moneras, protistas, fungos, plantas e animais fungos

Fungos são criaturas um pouco mais estranhas, que vão do bolorzinho do pão aos mais raros cogumelos. Sua nutrição é totalmente obtida de matéria orgânica, viva ou morta, com preferência declarada por carboidratos, isto é, açúcares. Há fungos de vida livre e fungos parasitários. Os fermentos do pão, da cerveja, do vinho e do iogurte são fungos; a monília e a micose, também. Existem até mesmo fungos que armam arapucas para vermes. Estimulados por um sinal químico da presença da caça, secretam uma substância grudenta em toda a superfície de seus corpinhos. Verme encostou ali, ficou – e imediatamente o fungo cria uma tromba que penetra nas carnes moles do verme, ramifica lá dentro, mata o infeliz e fica mamando seu citoplasma. Mudemos de assunto.

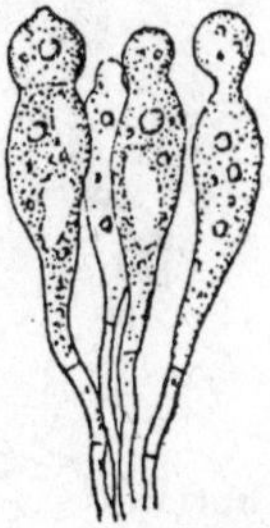

vírus

Vírus continuam sendo os mais incompreensíveis e incontroláveis organismos infectantes; ainda se sabe muito pouco sobre sua estrutura e replicação. São simplesmente um ácido nucléico, DNA ou RNA, com uma capinha de proteína. Parasitas compulsórios, pois não têm as enzimas necessárias para produzir componentes celulares, os vírus se apossam da estrutura das células para se reproduzir, destruindo-as ou não.

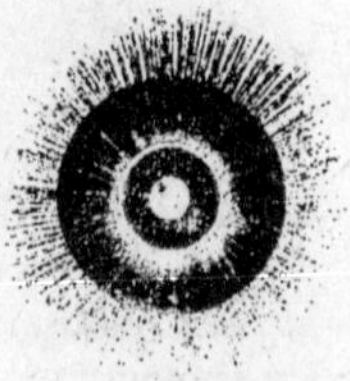

rickéttsias

Rickéttsias são algo minúsculo, entre a menor bactéria e o maior vírus, que se transmite pela mordida do carrapato. Infectam humanos e animais causando febres importantes, às vezes mortíferas.

E, finalmente, temos também os príons, a última novidade em matéria de agente infeccioso. Esses não têm núcleo, ou seja, não têm a molécula que contém a informação genética, como é normal em todas as células e vírus; são apenas proteínas infectantes, responsáveis pelo mal-da-vaca-louca na vaca e nas pessoas.

príons

Essa grande comunidade
que nos habita
só não fica mais à vontade
porque nosso organismo
também precisa sobreviver,
portanto se defende.

Um intrincado sistema bioquímico mantém o que chamamos de imunidade natural. Ela está presente em todos os fluidos do corpo e em todos os tecidos, sob diversas formas, de modo que pode responder rapidamente a alterações no equilíbrio entre nós e os parasitas, e é o que nos mantém saudáveis.

imunidade

Esse sistema também pode atacar e destruir ovos e larvas. Mas às vezes só consegue prendê-los dentro de cápsulas que se alojam em algum tecido. Aí, de duas, uma: ou a larva continua viva e crescendo, ou morre lá dentro e acaba calcificando ou virando coisa pior, a menos que seja absorvida pelas células fagócitas. Na página 129 e em *http://ascaris.med.tmd.ac.jp/Images/9605/9605 Fig1.gif* está a incrível foto de uma jovem *Spirometra erinaceieuropaei,* parasita de gatos e cachorros, saindo viva do seio de uma mulher de 46 anos que foi operada porque tinha um caroço crescendo. Quando cortaram o cisto, a larva de uns 8 ou 9 centímetros saiu correndo.

larva com endereço na rede

Um consolo: bactérias, fungos e vírus também parasitam os vermes, assim como pulgas e carrapatos parasitam os cachorros e gatos da casa.

cupim

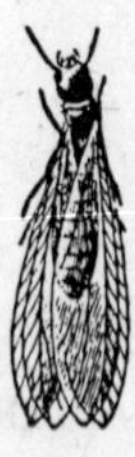

Há parasitas onde a gente menos espera. Nos cupins, por exemplo. Você sabia que alguns deles só comem madeira porque têm, dentro de sua minúscula barriga, protozoários parasitas que digerem a celulose? Sim, e esse protozoário é notável pela rapidez com que se dirige aos pedacinhos de madeira mastigados por seu hospedeiro. Pois bem: sabe quem acelera o movimento? Bactérias espiroquetas que se agarram nele feito perninhas. Já não é mais um inseto, é um condomínio completo...

Na escala biológica o modelinho parasita-hospedeiro se reproduz na proporção de dois para um, e no final nós humanos parasitamos a Terra, sem a qual não podemos viver.

E então tudo bom, tudo lindo, tudo é perfeito na natureza e não há nada a fazer? Bem...

vermes são só 648 milhões de anos mais experientes que os humanos

Há dois milhões de anos enfrentamos os mesmos desafios para sobreviver: comida, abrigo, saúde. Antes da injeção de penicilina (que, aliás, é um fungo que destrói bactérias), morria-se de qualquer infecção. A higiene, a medicina, a química e a tecnologia avançaram muito, mas doenças infecciosas e parasitárias continuam sendo a maior causa de morte no planeta. E sempre que se tem uma doença dessas é porque o organismo foi tomado por uma multiplicação de criaturas, vindas de fora ou presentes em nós há muito tempo, que encontraram condições de se desenvolver além do razoável e acabam nos ameaçando a vida.

O desafio, portanto, continua.

Impossível evitar a aquisição de micróbios, porque eles estão em todos os lugares e nós somos seu alvo natural.

Impossível combatê-los radicalmente, porque estaríamos nos intoxicando em níveis insuportáveis.

Nosso conceito de saúde é que precisa ser completamente ecológico. Aceitar a idéia de que somos hospedeiros potenciais e habituais das coisas mais incômodas, agressivas, esquisitas e irritantes, e brigar todos os dias pela parcela diminuta de bem-estar que nos dá a vitória sobre elas.

Ainda que não cheguem ao ponto de causar doenças graves, o desgaste gerado pelo conjunto de sintomas é um tremendo redutor da qualidade de vida.

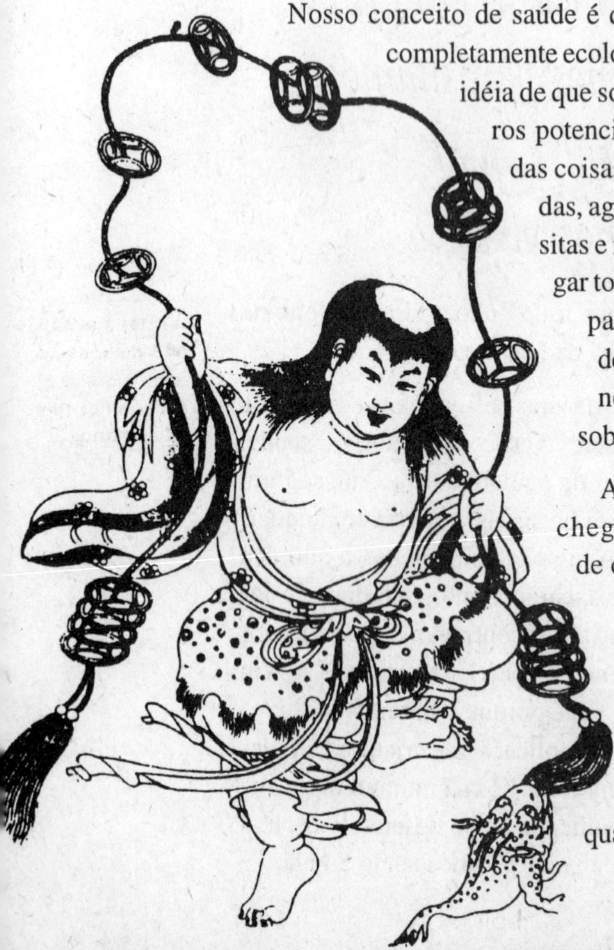

A vida comendo solta

O alimento mais importante do planeta Terra é a luz do sol. A clorofila dos vegetais a absorve e usa para converter dióxido de carbono em carboidratos simples, que por sua vez viram proteínas, lipídios e amidos que formam e nutrem as células vegetais que constroem as plantas. A partir daí, todo mundo se dá bem: plantas são comidas por animais herbívoros, que por sua vez são comidos por animais carnívoros e onívoros, que depois de mortos terão a carniça disputada por hienas, urubus, vermes e outros bichos de gosto duvidoso, e ao mesmo tempo todos dão de comer àquele sem-fim de parasitas que já conhecemos. No final, o que resta são compostos químicos, devolvidos à terra por fungos e bactérias característicos da putrefação e novamente aproveitados pelas plantas.

princípio universal: tudo o que é vivo tem que comer para continuar vivo

primeira lei da selva: ser feliz – porque, se você está meio jururu, vem uma proteína mais feliz e come você *(PPL)*

Parasitas são muito gulosos. Consomem tecidos, sangue, outros fluidos e o conteúdo intestinal nobre do hospedeiro, incluindo secreções digestivas. Quase todos dependem de glicose para obter energia, exatamente como nós. Tênias, fascíolas e lombrigas em geral podem armazenar até

60% de seu peso em glicogênio, fazendo reservas que duram até 24 horas caso o hospedeiro não lhes forneça nenhum carboidrato. Por isso é que a pessoa com vermes sente tanta atração por doces, que são uma forma rápida de conseguir glicose – parte do açúcar é absorvida pelas paredes do estômago e entra logo na corrente sanguínea.

Diphyllobothrium latum é um verme que adora vitamina B^{12}; vive num ponto do intestino delgado onde pode interceptar a B^{12} da comida antes que ela chegue ao local onde normalmente o humano a absorve, no íleo, e acumula tanto dessa vitamina que fica todinha cor-de-rosa

Em termos de comida, o que os parasitas roubam de nós é relativamente pouco. Como são animais pequenos, a quantidade de nutrientes de que precisam para viver não significa grande coisa. O problema é outro: eles atrapalham a digestão e a assimilação de nutrientes.

Atrapalham a digestão porque ficam grudados nos órgãos que produzem substâncias digestivas, como fígado e pâncreas, ou nos canais por onde essas substâncias chegam ao intestino delgado; afetam a atividade das enzimas; os que vivem no intestino provocam alterações em sua estrutura, danificando as pequenas saliências por onde os nutrientes são absorvidos; provocam diarréia e vômitos que jogam fora a comida que já estava lá dentro.

Um fator agravante nas infecções parasitárias é que geralmente elas são múltiplas – vários tipos de vermes, cada um com suas bactérias, fungos e vírus, todos brigando pelo seu pedacinho de alguma coisa e produzindo toxinas sem parar. Como a fome e o apetite também diminuem em determinados momentos da infecção, o final da história é sempre o enfraquecimento do hospedeiro.

Temos três tipos de necessidades nutricionais: permanentes, vegetativas e eventuais. Permanentes para o dia-a-dia do organismo em situações normais; vegetativas para fases crescimento e gestação; eventuais quando há infecção ou dano aos tecidos, como cortes, queimaduras e lesões causadas por parasitas.

Se o hospedeiro não estiver com as duas primeiras necessidades nutricionais atendidas, dificilmente vai sobrar alguma coisa para a terceira.

Fora o fato de que desencadear uma resposta imunológica à infecção tem um custo nutricional considerável, mexe com o metabolismo das proteínas para liberar aminoácidos e geralmente utiliza as reservas do organismo. Se é que elas existem, já que nesses momentos o hospedeiro padrão se alimenta mal, digere pior e assimila quase nada.

nas infecções por giárdia também há deficiência de B^{12}, mas é por causa das bactérias que acompanham a giárdia e se apropriam da vitamina

a giardíase também dificulta a absorção de vitamina A

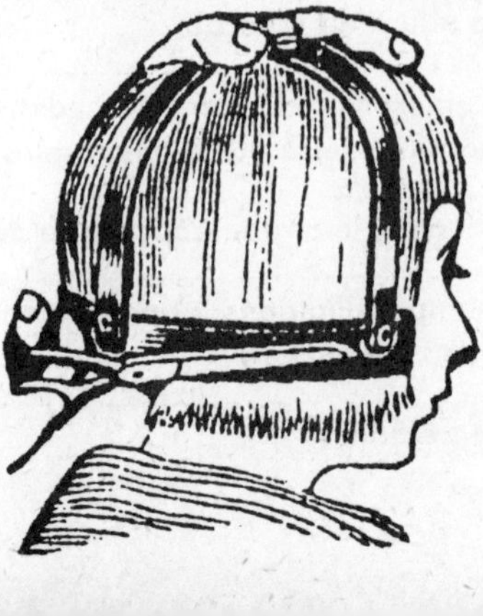

Nós, eles, sintomas e reações

parasitas não produzem sensações boas

Mal-estar, dor de cabeça, vertigem, desconforto e fraqueza podem facilmente ser sintomas de parasitose leve ou moderada

Dores ao redor do umbigo, principalmente quando se aperta

Orelhas e nariz coçando, nariz escorrendo

Lábios úmidos à noite e secos durante o dia

Unhas roídas, em mau estado, ou com afundamento no meio da unha do polegar

Coloração amarelada no branco dos olhos junto ao nariz

Dores articulares nos adultos

Dores na altura do coração

Engasgos inexplicáveis indicando possível obstrução passageira nos tubos respiratórios

Reflexos lentos, letargia, mãos muito desajeitadas

Pupilas sempre dilatadas, principalmente em pessoas de cabelo claro

Rosto amarelado

Taquicardia

Secreção excessiva de saliva (ptialismo), inclusive dormindo

Dentes trincados ou rangendo à noite (bruxismo) são sintomas reconhecidos de vermes

Coceira anal: sintoma detestável produzido somente por oxiúros – a zelosa parasita-mãe, que é branquinha, fina como fio de linha e mede 1 centímetro de comprimento, deixa milhares de ovinhos ao redor do ânus do hospedeiro para ter certeza de que eles vão sair e tentar a vida

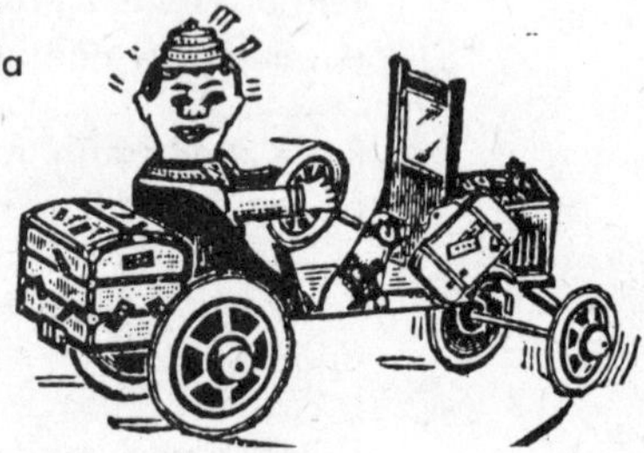

Deu no jornal: uma pesquisa entre crianças atendidas por problemas psiquiátricos no Instituto Pinel do Rio de Janeiro mostra que 74% têm parasitoses intestinais.

A incidência é alta tanto entre as que apresentam os distúrbios de aprendizagem e comportamento mais comuns, como agitação e agressividade, quanto entre as crianças autistas e psicóticas

O desenvolvimento da criança que tem vermes é muito prejudicado em altura e musculatura, e o aproveitamento escolar é baixo

A criança geralmente tem olheiras e pele seca

Queixa-se de distúrbios visuais

Tem diarréias e prisão de ventre alternadas, e crises de dor que acabam passando sozinhas

Faz xixi na cama, fala dormindo, range ou trinca os dentes? Podem ser sintomas

A barriga é grande quando há muitas lombrigas adultas

Irritabilidade, muitas vezes acompanhada por histeria, manha, mau humor e agitação, também faz pensar em vermes e na perturbação que eles podem estar causando ao hospedeiro

Anemia periódica é o grande indício
das verminoses: elas dificultam
os processos de digestão e assimilação
da comida, e o sangue sofre as conseqüências.
Aspecto da pessoa anêmica:
pálida, pele desidratada, com olheiras.
Quando estica o braço e a mão,
as unhas ficam brancas ou azuladas

amigdalótomo: instrumento de cortar amígdalas fora, quando isso era moda porque elas inflamavam muito

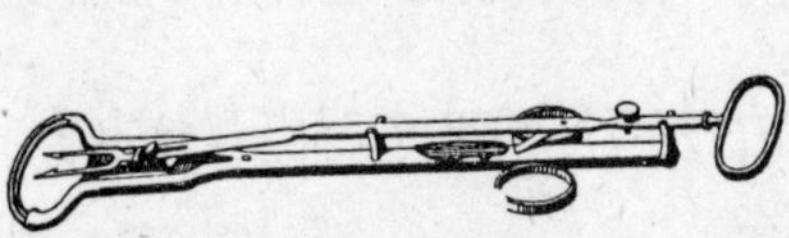

Sintomas digestivos

Desejo intenso por vários tipos de comida, junto com uma sensação de fome que é difícil satisfazer; comer mais que o normal e ainda sentir fome

Falta súbita de apetite

Arrotos, gases intestinais, indigestão, sensação de ardência no estômago

Sensação de enjôo, algumas horas depois de comer, acompanhada ou não por uma dor tipo cólica logo abaixo do estômago

Várias evacuações pequenas em vez de uma grande, ou fezes esfaceladas

Diarréia alternando com prisão de ventre

Áscaris e giárdia afetam a atividade da lactase, a enzima que ajuda a digerir lactose, o açúcar do leite

Giárdia também gera má digestão de gorduras

Problemas de digestão e de absorção são característicos de infecção por estrongilóides

Vários vermes adultos vivem nos dutos biliares – *Fasciola hepatica, Clonorchis sinensis, Strongiloides Stercoralis, Opistorchis viverrini* e *O. felineus*

A fascíola migra pelo fígado durante várias semanas até chegar aos dutos e aí pode querer alimentar-se de seu revestimento, que vai engrossando cada vez mais em resposta à agressão; o resultado é que a passagem tende a fechar, impedindo a bile de chegar ao intestino para ajudar na digestão das gorduras

Ascaris, clonorchis e opistorchis também podem invadir e bloquear os dutos pancreáticos, causando pancreatite aguda

O euritrema é um verme que come o pâncreas

Outra que de vez em quando invade o pâncreas é a giárdia

Amebas necrosam os tecidos do fígado

Esquistossomas são especialistas em provocar hemorragias, tanto nas paredes intestinais quanto nas da bexiga

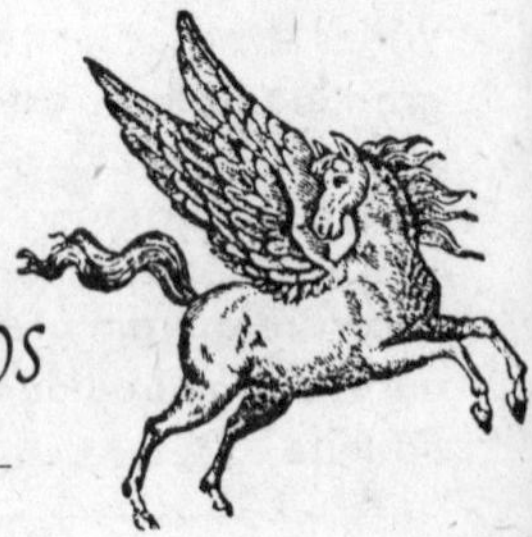

Sintomas psíquicos

Memória ruim

Pensamentos confusos

Inquietação, agitação contínua

Constrangimento, timidez excessiva

Insônia, agitação noturna

Depressão

Apatia

Angústia, sensação de opressão no peito

Sintomas pulmonares

Toda perturbação respiratória sem causa óbvia deveria levar à investigação das parasitoses. Veja só que coleção de sintomas possíveis:

Entamoeba hystolitica: derrame pleural e abscesso pulmonar

Toxoplasma gondii: pneumonia difusa

Leishmania donovani e *Plasmodium:* infiltrações pulmonares pequenas

Paragonimus westermani e *P. kellacotti:* tosse, hemoptise, bronquiectasias císticas

Schistossoma mansoni e *japonicum:* infiltração em placas e hipertensão pulmonar

Echinococcus granulosus: purulência, infiltração em placas, cistos hidáticos

Strongyloides stercoralis: infiltração em placas

Ancylostoma duodenale e *Necator americanus:* infiltração em placas

Ascaris lumbricoides, Toxocara canis, cati: infiltrações migratórias e broncoespasmo

Dirofilaria immitis: infiltração, lesões em forma de moeda

Trichinella spiralis: dores torácicas e sensibilidade intercostal.

Onde é a festa e quem faz

INTESTINO

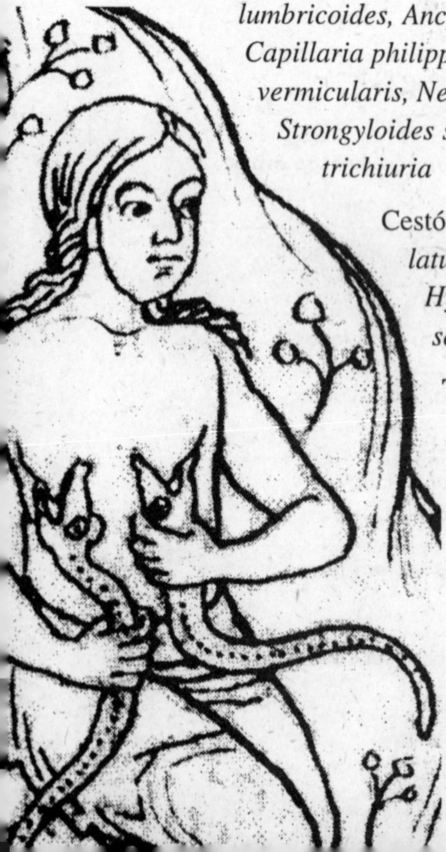

Nematódeos: *Anisakis sp., Ascaris lumbricoides, Ancylostoma duodenale, Capillaria philippinensis, Enterobius vermicularis, Necator americanus, Strongyloides stercoralis, Trichuris trichiuria*

Cestódeos: *Diphyllobothrium latum, Dipylidium caninum, Hymenolepis nana, Taenia solium, Taenia saginata*

Trematódeos: *Clonorchis sinensis, Echinostoma ilocanum, Fasciola hepatica, Fasciolopsis buski, Opistorchis viverrini, Paragonimus westermani, Schistosoma mansoni, S. japonicum, S.intercalatum*

Protozoários: *Endolimax nana, Entamoeba coli,*

Entamoeba hartmanni, Entamoeba histolytica, Iodamoeba butschlii; Cryptosporidium parvum, Cyclospora cayetanensis, Isospora belly, Sarcocystis spp; Chilomastix mesnili, Giardia intestinalis (Giardia lamblia)

SANGUE

Nematódeos: *Brugia malayi, Wuchereria bancrofti, Loa loa, Mansonella ozzardi, Mansonella perstans*

Protozoários: *Plasmodium falciparum, Plasmodium malariae, Plasmodium ovale, Plasmodium vivax, Toxoplasma gondii, Babesia sp.*

SANGUE, MEDULA ÓSSEA, BAÇO

Protozoários: *Trypanosoma cruzi, Trypanosoma brucei rhodesiense / gambiense, Leishmania donovani*

SISTEMA NERVOSO CENTRAL

Cestódeos: *Echinococcus granulosus (hidatidose), Taenia solium (cisticercose), Taenia multiceps (coenurose)*

Nematódeo: *Angiostrongilus cantonensis*

Protozoários: *Toxoplasma gondii, Trypanosoma brucei rhodesiense / gambiense*

CORAÇÃO E MÚSCULOS

Nematódeo: *Trichinella spiralis*

Cestódeo: *Taenia solium (cisticercose)*

Protozoário: *Trypanosoma cruzi*

PULMÕES

Cestódeo: *Echinococcus granulosus*

Trematódeo: *Paragonimus westermani*

Incertae sedis: *Pneumocystis carinii*

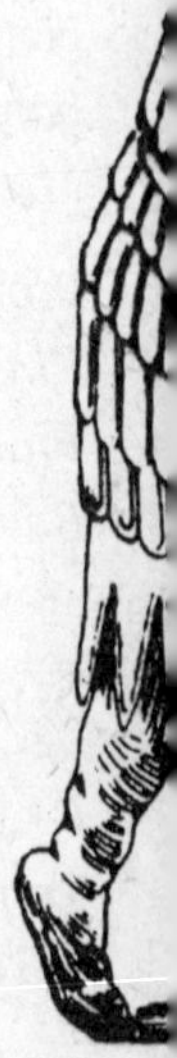

FÍGADO E ÁRVORE BILIAR

Cestódeos: *Echinococcus granulosu, Echinococcus vogeli*

Trematódeos: *Schistosoma japonicum, Schistosoma mansoni, Fasciola hepatica, Clonorchis sinensis, Opistorchis viverrini*

Protozoários: *Cryptosporidium parvum, Entamoeba hystolitica, Leishmania donovani, Enterocitozoon bienensi*

TRATO GENITURINÁRIO

Trematódeo: *Schistosoma haematobium*

Protozoário: *Trichomonas vaginalis*

OLHOS

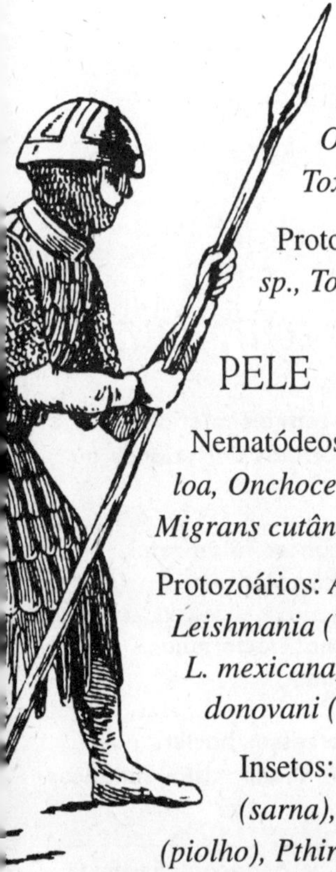

Nematódeos:
Dirofilaria spp., Onchocerca volvulus, Toxocara canis

Protozoários: *Acanthamoeba sp., Toxoplasma gondii*

PELE

Nematódeos: *Dirofilaria spp, Loa loa, Onchocerca volvulus, Larva Migrans cutânea*

Protozoários: *Acanthamoeba sp., Leishmania (Viannia) braziliensis, L. mexicana, L. tropica, L. major, L. donovani (infantum), L. aethiopica*

Insetos: *Sarcoptes scabiei (sarna), Pediculus humanus (piolho), Pthirus pubis (chato), Cimex lectularius e hemipterus (mosquitos), Pulex irritans, Xenopsylla cheopis, Tunga penetrans (pulga e família), e inúmeras espécies de moscas de todos os tipos e tamanhos: Auchmeromyia, Calliphora, Callitroga, Crysomyia, Cordylobia, Lucilia, Phormia, Dermatobia, Gasterophilus, Hypoderma, Sarcophaga, Wohlfahrtia, Collembola*

QUALQUER LUGAR

Cistos e larvas que, por alguma razão, não conseguem completar o ciclo e tornar-se vermes adultos

Além disso, não confundir...

amebíase intestinal aguda com disenteria bacilar, retocolite hemorrágica, diarréias bacterianas ou virais

colite pós-amebiana com câncer cólon-retal, colites, outras patologias do cólon

aspergilose com broncopatias bacterianas, tuberculose, câncer do pulmão

amebíase hepática com abscessos bacterianos, cirrose, câncer primário de fígado, cistos hidáticos superinfectados

cisto hidático com cisto biliar, doença policística, cisto ovariano, abscesso

toxoplasmose com mal de Hodgkin.

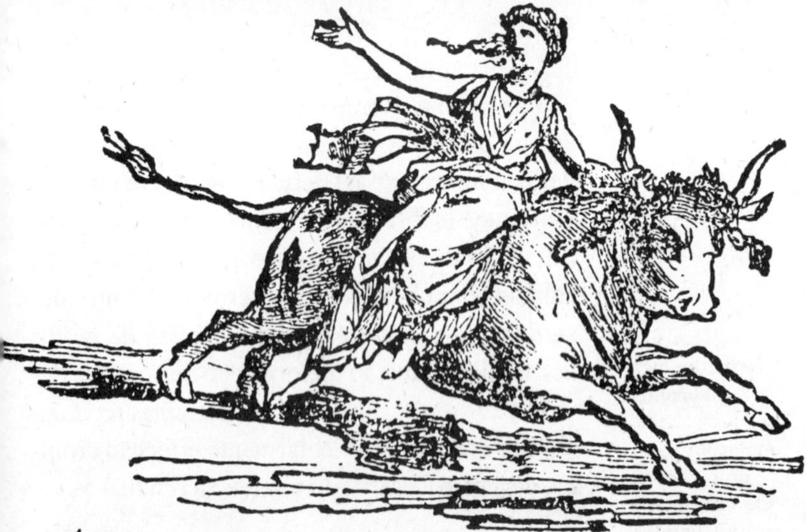

Anemia

Anemia é sempre sinal de que há alguma coisa errada. Indica que o sangue tem menos células vermelhas – eritrócitos – e está deficiente em hemoglobina, o pigmento que transporta oxigênio. Isso afeta o organismo inteiro, debilitando todos os sistemas.

Existem cerca de 100 variedades de anemia, mas as causas se resumem a três. A primeira é a perda de sangue aguda ou crônica, comum quando há verminoses intestinais, já que os parasitas perfuram constantemente o revestimento interno do intestino e de outros órgãos para se agarrar e/ou se alimentar de sangue, e quando mudam de lugar deixam pequenas hemorragias acontecendo. A segunda causa de anemia é um aumento da destrui-

a célula é a menor unidade estrutural de matéria viva capaz de funcionar sozinha; pode ser um organismo completo, como as bactérias e protozoários

todas as células são parecidas em composição, forma e função

ção de células vermelhas. E a terceira é a redução na produção de células vermelhas, por uma das seguintes causas: deficiência de um ou mais nutrientes (sobretudo vitamina B^{12}, ácido fólico e ferro, que são necessários para a síntese das células vermelhas, e que os vermes adoram); desordens na medula óssea; deficiência de certos hormônios; inibição da formação das células devido a certas drogas, ou devido a toxinas produzidas por doença – particularmente infecção crônica, câncer generalizado e falência renal.

células são formadas por moléculas

molécula é um grupinho de átomos, iguais ou não, ligados por agentes químicos, grupinho esse que constitui a menor partícula em que um elemento ou composto pode ser dividido sem perder suas características físicas e químicas

Na anemia o sangue leva muito pouco oxigênio aos tecidos, o que estimula o pulmão a aumentar a taxa respiratória para colher mais oxigênio, e o coração a pulsar mais para aumentar o volume de sangue circulante (o que faz com que seu tamanho também aumente). A aceleração do fluxo de sangue costuma provocar dor de cabeça. Sintomas de deficiência de oxigênio nos tecidos incluem latejamento nos ouvidos, tontura, desmaios e respiração curta. Psicoses e alucinações podem ocorrer quando as deficiências do sangue reduzem a oxigenação do cérebro.

Parasitas competem com o hospedeiro por nutrientes importantes para o sangue, como ferro e vitamina B^{12}, entre outros. No começo isso faz a pessoa ter mais fome, depois o organismo não faz força nem para comer. Outro sintoma característico é a perversão do paladar – os anêmicos lambem cal, comem papel e terra; antigamente as feiras do nordeste vendiam tabletes de barro para satisfazer esses apetites.

Anemia ferropriva, ou por deficiência de ferro, é a mais comum. O ferro vem da alimentação e é absorvido no intestino. Um adulto precisa de menos de 4 gramas de ferro em circulação, e deve repor 10 a 15 mg por dia. A deficiência ocorre quando não há ferro suficiente na comida, ou não há boa absorção pelos intestinos, ou há perda anormal de sangue – em parasitoses intestinais, mulheres com menstruações hemorrágicas e homens com úlcera péptica, por exemplo. Língua lisa, unhas fracas e quebradiças, cabelo sem brilho. Trata-se facilmente com sulfato ferroso.

A anemia perniciosa tem esse nome porque se desenvolve lentamente, como resultado de uma deficiência de vitamina B^{12} – que é vermelha e se encontra em animais, mas não em vegetais.

A deficiência de B^{12} é mais comum em vegetarianos mal nutridos, em pessoas parasitadas pelo *Diphyllobothrium latum* (parasita de peixes), nas que sofrem de má absorção no intestino delgado e nas que têm divertículos intestinais ou obstruções parciais onde haja pouca oferta de B^{12} para muita demanda de vermes e/ou bactérias.

Os sintomas de anemia perniciosa incluem fraqueza, palidez de cera, língua lisa e brilhante, dis-

as maiores moléculas que existem são as que transmitem o código genético, as características hereditárias, aquilo que faz com que um humano permaneça humano e um vegetal permaneça um vegetal, ainda que as células se renovem o tempo todo

esse código está contido no DNA, ácido desoxirribonucléico, ou no RNA, ácido ribonucléico túrbios gastrointestinais e problemas neurológicos. Pode atingir um ponto muito grave antes de ser diagnosticada, porque vai aumentando com o tempo. Se houver danos neurológicos, serão irreversíveis; se não for tratada, mata.

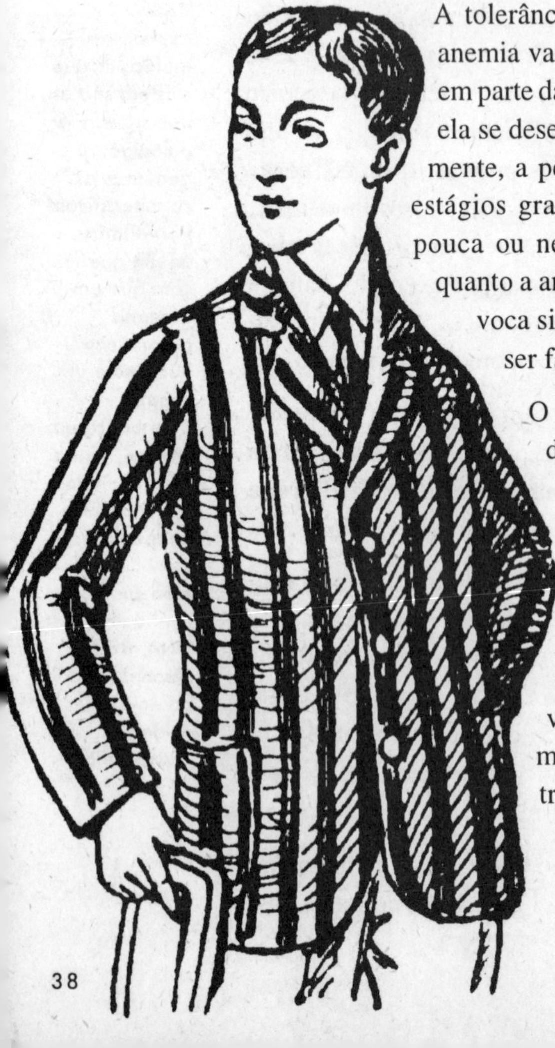

A tolerância de cada pessoa à anemia varia muito, e depende em parte da velocidade com que ela se desenvolve. Se for lentamente, a pessoa pode resistir a estágios graves de anemia com pouca ou nenhuma queixa, enquanto a anemia galopante provoca sintomas fortes e pode ser fatal.

O tratamento depende do diagnóstico. Vai detectar e remover fatores tóxicos, suprir os nutrientes faltantes, impedir a destruição das células vermelhas e às vezes restaurar o volume de sangue com transfusões.

Infecção

Infecção é a presença exacerbada, dentro do corpo, de um ou vários agentes infecciosos (bactérias, vírus, fungos, protozoários e vermes), e a conseqüente reação do corpo a eles e às toxinas que produzem. Muitas vezes a saúde não é alterada pela infecção; quando é, o conjunto de sintomas passa a ser considerado doença infecciosa. Ao mesmo tempo em que é prejudicado, o corpo do hospedeiro serve de território para o hóspede se multiplicar e infectar outras pessoas.

Agentes infecciosos entram pelo ar, pela água, pela comida, pela saliva de mosquitos, carrapatos e animais raivosos, pelas feridas abertas, pelas trocas sexuais. Há reservatórios inesgotáveis deles em todos os animais. É impossível evitá-los, e também não há por que – afinal, ter contato com os outros habitantes do planeta faz parte da vida, e nem tudo é um conto de fadas: a praia mais maravilhosa tem mosquitos, a maioria dos buracos tem minhoca, a maioria das goiabas também, dentes ficam cariados, chove de repente, o trânsito é violento e quem a gente queria não veio. A vida está sempre sujeita a riscos, infectar-se é só mais um.

Os parasitas passaram milhões de anos batalhando seu lugarzinho à sombra e desenvolveram métodos sensacionais de se acomodar ao hospedeiro.

o DNA determina a composição das proteínas, que são combinações de aminoácidos

cada tipo de tecido do nosso corpo e milhares de funções são exercidas por proteínas diferentes, das quais só 500 foram estudadas até agora

síntese de proteína significa escalação de aminoácidos: forma-se um time e e ele entra em campo

outro ácido nucléico é o RNA, que traduz as informações genéticas para as proteínas

Tanto assim que a doença parasitária propriamente dita, que causa sintomas e prejuízos evidentes para a saúde, só acontece por um desequilíbrio na relação hospedeiro-parasita: é quando a pensão vira casa da sogra, geralmente porque a gente vai deixando, vai deixando... E aí fica difícil de lidar. Há tênias que duram muito mais que o casamento, amebas de uma vida inteira, giárdias de estimação...

Mas vírus, vermes, fungos, bactérias, rickéttsias, príons, todos eles têm que enfrentar opositores naturais dentro do corpo. Anticorpos e antitoxinas são formados especificamente para interagir com aquele invasor naquele momento, e é muito raro a infecção virar doença infecciosa numa pessoa saudável. Na infecção, o que conta é simplesmente a capacidade de reação do organismo. Tudo pode se resumir a muito pouco, se o organismo está forte; ou levar à morte, se não está.

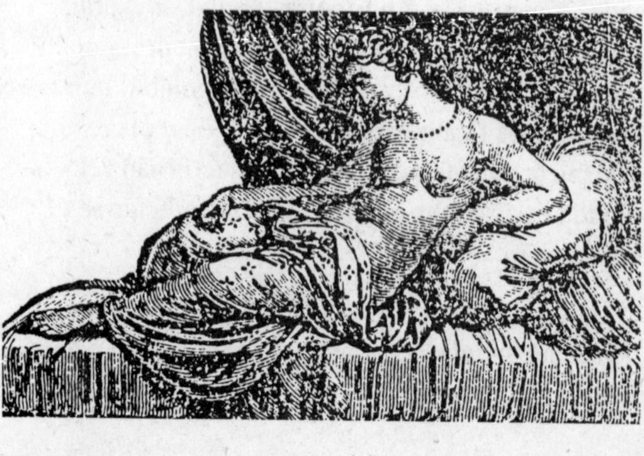

Inflamação

O lugar fica quente, vermelho, endurecido e dói? Temos uma inflamação. Seja devido a infecção, frio ou calor excessivos, contusões, ácidos, alcalinos, irradiação, a causa não importa: qualquer alteração do tecido pode provocar inflamação.

Ela tenta destruir, diluir ou isolar tanto o agente agressivo quanto o tecido lesado. O calor vem do fluxo de sangue aumentado; o rubor é dos vasos sanguíneos dilatados; o entumescimento é gerado por essa dilatação mais a formação de exsudato, que é uma mistura de líquido, células e fragmentos celulares; e a dor é conseqüência da pressão do edema e das substâncias químicas liberadas nos processos inflamatórios.

Inflamação crônica é aquela em que a causa do dano ao tecido, seja lá qual for, nem mata a vítima nem se deixa neutralizar pelas defesas do corpo. Acaba havendo uma relação simbiótica entre invasor e hospedeiro, porque os fagócitos não conseguem digerir e eliminar os irritantes que engoliram.

Muitas vezes há lesão dos tecidos; é preciso que a inflamação cesse para que possam entrar os mecanismos de regeneração e organização que compõem a cura. Na regeneração, as células sobreviventes ficam se dividindo até fechar a feri-

---

existem dois tipos de células: procariontes, mais simples, que formam as bactérias e as microalgas verdeazuis, e eucariontes, que compõem todas as outras formas de vida

---

têm a mesma composição molecular e atividades muito semelhantes: todas trocam substâncias com o ambiente para se manterem vivas

---

o espaço entre elas é preenchido por uma geléia de polissacarídeos e água na qual estão suspensas fibras de proteína que mantêm as células juntas para formar tecidos da; na organização, novos vasos sanguíneos e células formadoras de tecido conectivo crescem na área danificada para produzir tecido conectivo vascularizado e tecido cicatricial. Até mesmo lesões mínimas como acne infectada produzem organização e cicatrização.

células geralmente se reproduzem dividindo-se em duas outras células idênticas

morrem de morte natural, com o tempo, ou necrosadas, quando há doença, acidente ou lesão

a necrose é causada por enzimas intracelulares que são ativadas pela própria lesão para destruir as células danificadas

Febre

A febre é a forma mais comum de reação do organismo a uma infecção. A presença de uma grande população de micróbios desencadeia intenso movimento no corpo inteiro, em todos os tecidos. O calor interno aumenta e acelera a produção, circulação e atividade das células brancas, de defesa. Basta uma pequena elevação da temperatura para acabar com a maioria dos vírus e bactérias – e é por isso que não se deveria dar nada para baixar a febre abaixo de 38,5 graus nos primeiros 3 dias, só chá e mais chá e compressas frias ou rodelas de batata crua na cabeça para absorver a quentura. Febre preocupante, só se for alta ou durar mais que três dias.

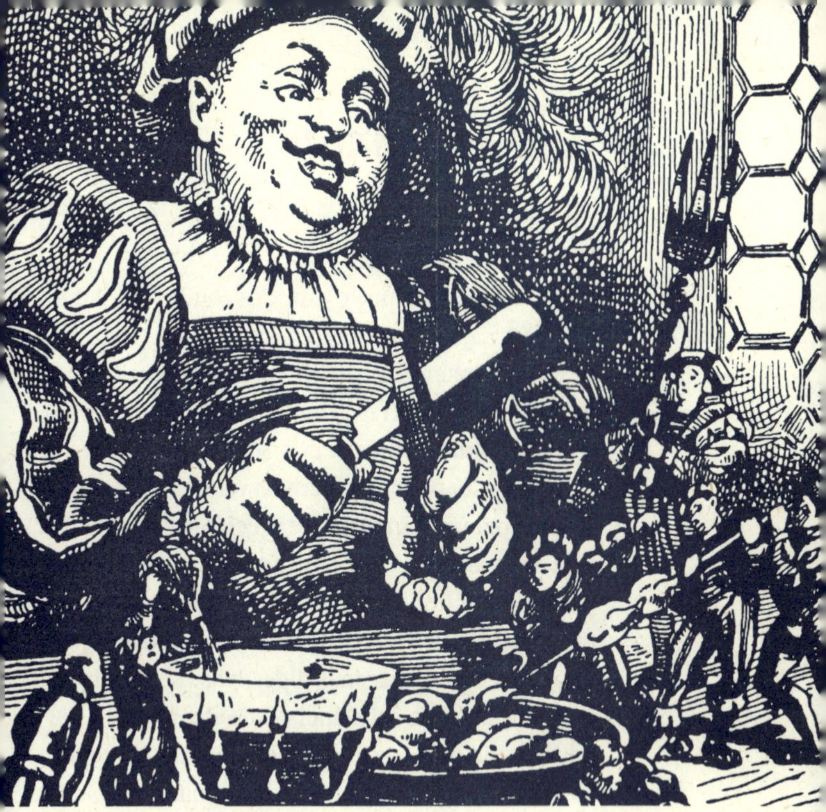

Mas e a imunidade, nada?

Tudo! As infecções parasitárias estimulam todos os mecanismos de defesa do corpo, que vão ser mais ou menos eficientes dependendo do parasita, do estágio da infecção e da saúde do hospedeiro.

– *Se encontrarem o inimigo, comam-no!*

É com essa ordem que o time das células fagócitas entra em campo. Anticorpos, células macrófagas, basófilas, eosinófilas, neutrófilas, plateletas, imunoglobulinas, interferon, citoquinas, interleucinas e muitas outras percorrem o sangue e comem os seres indesejáveis, assim mesmo: nhac! Quando fazem contato com algo que precisa ser destruído, seja uma bactéria ou um material inerte como poeira, seu citoplasma envolve a partícula e forma uma bolsinha, que se funde com outro saquinho que contém enzimas digestivas. Se a composição química da substância estranha permite sua degradação pelas enzimas, ela é destruída; se não, é retida no fagócito e impedida de maiores contatos com o hospedeiro; mais tarde será despejada na linfa.

Os tecidos que formam baço, fígado, nódulos linfáticos e medula óssea são especialmente ricos em fagócitos.

Entre as células brancas do sangue há fagócitos capazes de migrar através dos vasos sanguíneos para áreas de inflamação ou infecção. Lá se multiplicam de acordo com a necessidade. Mas também existem fagócitos de plantão em todos os tecidos, formando um sistema chamado reticuloendotelial. Isso faz com que possam controlar uma invasão bacteriana em qualquer lugar, se ela não for muito grande nem muito virulenta. Também são eles que engolem as células vermelhas cansadas ao fim de suas vidinhas de cento e vinte dias.

Nas verminoses, os leucócitos que aparecem mais são os eosinófilos.

eosinófilos

Eles se multiplicam para destruir a cutícula que reveste os vermes grandes. Geralmente o exame de sangue acusa uma taxa mais alta de eosinófilos no início da infecção, que depois vai caindo; a duração da fase alta e da volta ao normal depende do parasita, do paciente, da circunstância, e são necessários vários exames de sangue seguidos para entender o que está acontecendo.

Segundo o professor J.-J. Rousset, em seu livro *Maladies Parasitaires*, uma pequena elevação da taxa de eosinófilos remete a oxiúros (banais, diz ele), enquanto a elevação súbita e expressiva faz pensar numa tênia; e aí começa toda uma estratégia de exames de sangue e fezes, repetidos, para achar ovos, eliminar as possibilidades de fascíolas, cistos hidáticos, larva migrans, triquinas. Quando há estrongilóides as taxas ficam subindo e descendo feito um ioiô.

oxiúros, tênias, fascíolas, cistos, larvas, triquinas, estrongilóides & eosinófilos

A presença de vermes significa que uma parte do

potencial orgânico de defesa está mobilizada numa guerra sem fim, deixando talvez de cumprir outras tarefas imunitárias – como, por exemplo, identificar e destruir células cancerosas para evitar o crescimento de tumores, ou simplesmente funcionar como barreira contra as gripes, viroses, alergias e dengues da vida.

A pele, o sistema respiratório e o tubo gastrointestinal são as três barreiras do corpo contra invasores de todos os tipos – parasitas, bactérias, vírus, toxinas, produtos químicos, drogas e proteínas estranhas de qualquer origem.

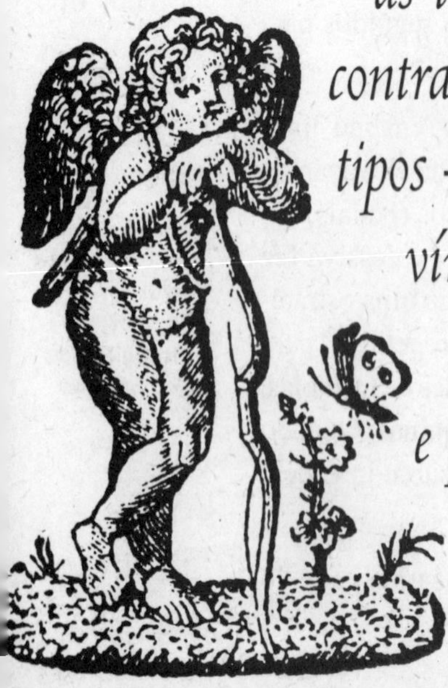

A pele tem uma camada externa de matéria morta e duas internas bem vivinhas, profusamente irrigadas pelo sangue e visitadas por uma intrincada rede de vasos linfáticos.

A linfa é um fluido clarinho que banha os tecidos do organismo, regulando o teor de líquidos, devolvendo proteínas ao sangue e removendo bactérias, partículas estranhas e células anômalas; muito rica em linfócitos e células macrófagas que identificam e comem substâncias indesejáveis; ou seja, a linfa é a linha de frente da defesa imunológica. O material apreendido vai dar nos gânglios linfáticos, de onde é encaminhado para fora do corpo pela corrente sanguínea. Gânglios inchados mostram que há infecção em algum lugar e que a linfa está agindo.

existem cinco variedades de imunoglobulina: IgA, IgM, IgG, IgD e IgE

IgA é a mais presente no intestino, onde adere aos vírus e bactérias limitando seu crescimento e sua capacidade de invadir os tecidos, ao mesmo tempo em que neutraliza substâncias tóxicas

O sistema respiratório, além de também ser protegido pela ação da linfa, tem no seu revestimento interno uma camadinha de células cheias de cílios, recobertas por um muco altamente viscoso onde ficam presas as partículas indesejáveis; esse muco é empurrado para a faringe pelo movimento dos cílios, e de lá é engolido ou tossido.

O grande tubo gastrointestinal é uma das partes mais complexas do organismo. Para começar, é parte externa – assim como quintal, área de serviço, depósito, lavanderia, portão dos fundos. Parte externa que foi se virando para dentro, se invaginando e formando um túnel por onde as coisas entram e saem. Florestinha tropical sofisticada, reserva extrativista da vida microbiana, nosso trato gastrointestinal começa no nariz e na boca, incluindo adenóides, sínus e amígdalas; termina no ânus.

nariz

O nariz é a entrada e saída dos gases (oxigênio, dióxido de carbono) que formam e sustentam o pulmão, que produz oxigênio para o sangue.

boca

A boca é entrada (eventualmente saída) de alimentos e bebidas que formam o sangue e renovam as células. Em caso de necessidade, a boca também respira.

amígdalas

Amígdalas são duas estruturas linfáticas ovaladas, uma de cada lado da garganta, que produzem anticorpos contra invasores que entram pela boca e pelo nariz. São ajudadas pelas adenóides, estruturas semelhantes que ficam atrás do nariz.

estômago

Aí vêm o estômago, um meio tão ácido que poucos micróbios sobreviveriam nele, e o intestino delgado, com sete metros de comprimento, onde o sistema imunológico mantém cerca de 40 pequenos territórios, as placas de Peyer.

placas de Peyer

Essas placas, visíveis a olho nu, são pedacinhos de tecido redondos ou ovais que não apresentam o relevo característico da mucosa intestinal. Pertencem ao conjunto linfático e sua função é armazenar células linfóides. Que, verdade seja dita, são o máximo. Produzidas pelo timo e pela medula óssea, elas viajam para os tecidos linfóides e permanecem imaturas até reconhecerem alguma substância a combater. Aí amadurecem instantaneamente. Se forem células T, produzidas pelo timo, proliferam e se dividem em três categorias: as supressoras, as matadoras e as auxiliares (estas em maioria). Se forem células B, produzidas pela medula óssea, ao reconhecerem o invasor elas também amadurecem – e se tornam capazes de fabricar imunoglobulinas, que são proteínas especializadíssimas em lutar pelo organismo, tanto que se chamam anticorpos.

células T

células B

imunoglobulinas

O apêndice é considerado um nódulo linfático que virou uma estrutura fixa. Pertence ao intestino grosso, que tem cerca de metro e meio e é a parte final do tubo gastrointestinal.

apêndice

intestino grosso

O sistema linfático inclui o timo, a medula óssea, o baço, gânglios espalhados nas axilas, no mesentério e nas virilhas, amígdalas, adenóides, tecidos linfóides bronquiais, intestinais e urogenitais, e uma rede de vasos comparável à do sangue. Você acha pouco?

e mais...

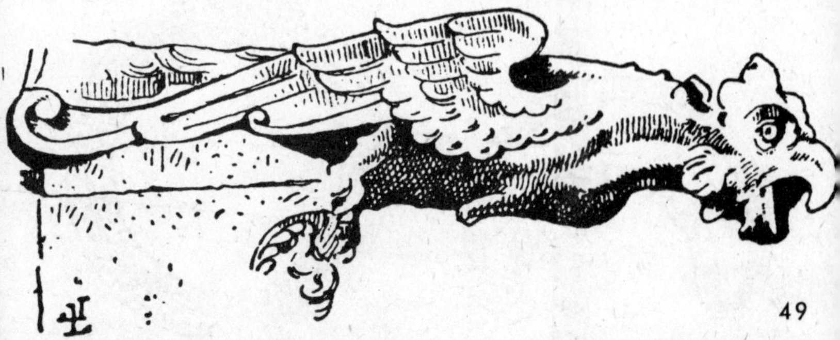

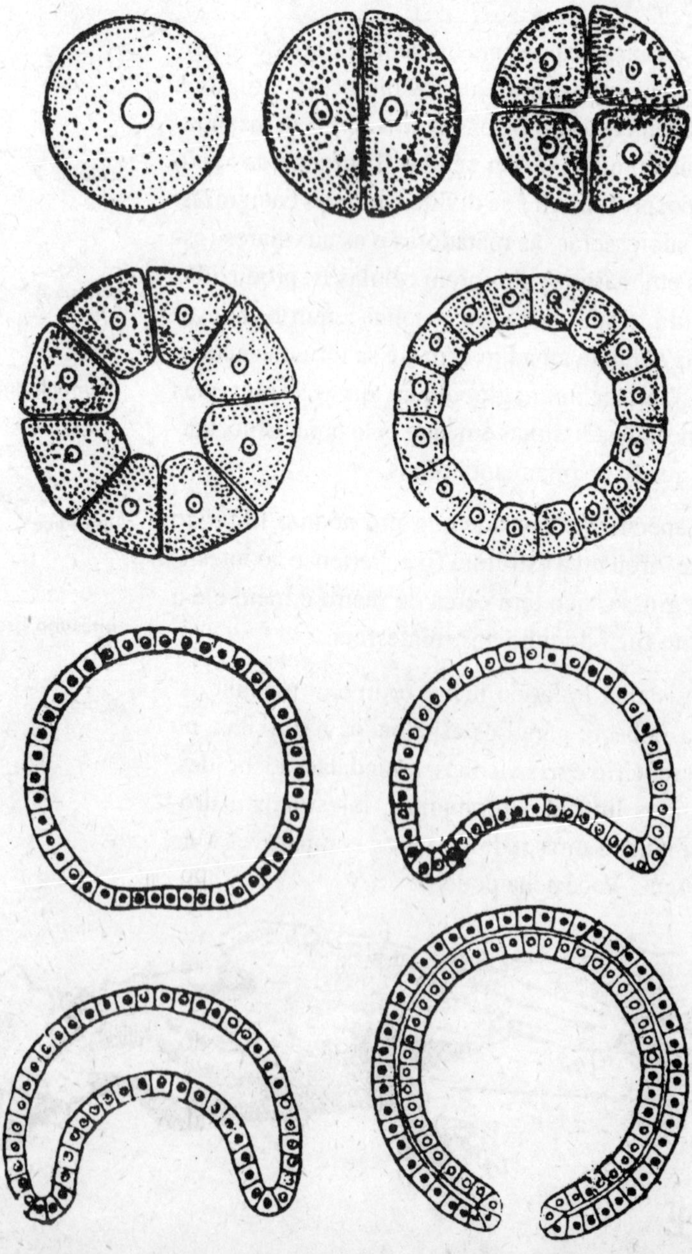

Bactérias

Existem bactérias de todo tipo em todos os lugares do mundo, do alto dos picos nevados às profundezas do mar. São as criaturas vivas predominantes no planeta.

Algumas precisam de oxigênio para viver, outras utilizam gases, e para um terceiro grupo tanto faz. Essa versatilidade faz com que as bactérias sejam muito presentes no ecossistema; elas é que reciclam, enquanto comem e descomem, nutrientes fundamentais como carbono, nitrogênio e enxofre. São mesmo as grandes responsáveis pela renovação da vida e estão na base de toda a cadeia alimentar. E, se antiguidade é posto, bactérias merecem respeito: o fóssil mais velho já encontrado é de uma bactéria e tem 3,5 bilhões de anos.

Embora as bactérias sejam mais conhecidas pelas infecções graves, como sífilis, cólera e tuberculose, a grande maioria das que habitam o corpo humano é de simples comensais.

Comensais são micróbios que comem conosco e geralmente não criam problemas. Às vezes resolvem problemas. Vivem nas partes externas do corpo, isto é: a pele e mais o nariz, a garganta, a boca, os sínus e todo o canal gastrointestinal, também considerados parte externa.

Escherichia coli

sífilis

tuberculose

bactérias: organismos unicelulares extremamente simples e flexíveis, que crescem e se reproduzem muito depressa

se forem esféricas, são *coccus*

se forem como bastões, são *bacilos*

se forem em curva, são *vibriões*, *espirilos* ou *espiroquetas*

Na pele, as bactérias ajudam a degradar as células mortas e destruir os resíduos eliminados por poros e microglândulas. Nos intestinos transformam resíduos complexos em substâncias simples e participam da geração de compostos químicos essenciais à vida humana, como as vitaminas D, K e B^{12}.

A questão é que as bactérias nem sempre estão só comendo. Basta o ambiente do corpo ficar mais poluído e as defesas orgânicas falharem que elas começam a se reproduzir desenfreadamente. Um estreptococo fica anos na garganta, quietinho, e de repente explode numa amigdalite aguda; um pneumococo pelo qual ninguém dava nada detona uma pneumonia. Rompeu-se o equilíbrio de forças entre parasita e hospedeiro.

nas interações comensais, uma espécie se beneficia e a outra não é afetada; o organismo comensal depende do hospedeiro para comida, abrigo, suporte e transporte, juntos ou não

O que foi, o que não foi – qualquer fator coadjuvante serve de gota d'água: mudanças de temperatura ou grau de umidade, alimentação deficiente durante alguns dias, stress, outros parasitas competindo por alguma vitamina importante, problemas emocionais, fungos no ar-condicionado, viagens. Gripes são típicas – sempre incluem alguma forma de infecção, leve ou grave, que aproveita a vulnerabilidade do hospedeiro.

Quando são as bactérias que mudam de ambiente, o desacerto é total. Infecções urinárias e renais em mulheres, por exemplo, quase sempre são causadas por uma bactéria do intestino que entra na uretra por falta de higiene adequada.

Na boca vivem bactérias muito nossas conhecidas, as que fazem os dentes ficarem peludos quando não são limpos. Elas amam açúcar e amidos em geral, e, como todas as bactérias, precisam de glicose como fonte de energia. São capazes de se multiplicar muito mais rapidamente se tiver algum restinho de doce por ali.

ataques cardíacos e derrames: bactérias?

A famosa placa bacteriana, que causa cáries e enfraquece a gengiva, é um aglomerado de estreptococos e vários oportunistas; eles convertem açúcar e outros carboidratos em ácido lático, que vai esburacando o esmalte e o tecido dos dentes. Se não for retirada com escova e fio dental, a placa bacteriana endurece e vai aumentando; irrita e inflama as gengivas, penetrando entre a carne e a raiz dos dentes, até que eles ficam fracos e amolecem. Se os predominantes *Streptococcus sanguis* entrarem na corrente sanguínea, através de ferimentos nas gengivas, podem até provocar formação de coágulos, apontados como o fator principal de ataques cardíacos e derrames.

o ambiente da boca não é ácido nem alcalino, mas neutro, com pH em torno de 7; depois de comer açúcar o pH cai para 5,5

quem não come açúcar tem 90% menos cáries do que quem come

O estômago quase não abriga bactérias porque seu nível de acidez é muito alto, devido aos ácidos que produz para digerir a comida. Mas tem um lugarzinho chamado antro que não é ácido; ali podem viver bactérias como a *Helicobacter pylori,* que se envolve nos processos de úlcera.

Nos intestinos mora uma quantidade incalculável de bactérias. Basta dizer que um dedal de matéria intestinal, pesando apenas um grama, contém dez trilhões de micróbios.

Agitadíssimos, por sinal. Alguns até fabricando vitaminas K e B, como *Escherichia coli*, a bactéria mais popular da modernidade. Sabe-se mais detalhes sobre a biologia molecular da *E. coli* (não confundir com *Entamoeba coli,* uma ameba que também se abrevia *E. coli)* do que sobre qualquer outro organismo, inclusive humano. É que ela é muito fácil de reproduzir – em 20 minutos vira duas – e na biotecnologia industrial usa-se *E. coli* para várias coisas, inclusive produção de enzimas. Habita normalmente o intestino grosso; só quando se desenvolve no intestino delgado ou passa para uretra, bexiga e rins é que precisa ser combatida. O organismo reage logo, aumentando as secreções e produzindo febre, e se estiver sadio pode combater a infecção. Mas o que se teme numa infecção persistente é que ela se torne generalizada, comprometendo o sangue e todos os tecidos; por isso é que se recorre aos antibióticos, que matam esta ou aquela bactéria.

Os *Lactobacillus acidophillus* são as bactérias mais simpáticas do intestino. Crescem mais depressa que as outras e dominam o ambiente, impedindo que bactérias nocivas provoquem tormentas intestinais como prisão de ventre e diarréia. *Klebsiella* e *Bifidobacterium* são outras bactérias muito úteis. Gases? Uma pessoa nor-

conviver com micróbios, em tempos de saúde, é bom: ganha-se imunidade para lidar com eles quando a infecção for mais virulenta

tábuas de cortar carne e vegetais retêm menos bactérias se forem de madeira

animais microscópicos vivem nos sofás e nos colchões, alimentando-se de floquinhos de pele seca

aqueles sujinhos na cortina do chuveiro são muito mais do que sujinhos: são pequenas gangues de micróbios mal solta entre dez e quinze puns por dia por causa da *Methanobacterium smithii*, que produz gás metano nos intestinos a partir das fibras dos cereais e vegetais que digere para nós.

puns

Carnívoros hospedam mais bactérias do que vegetarianos. *Pseudomonas, Acinetobacter* e *Moraxella* são bactérias de putrefação para quem a carne diz: Comei e multiplicai-vos. Microrganis-

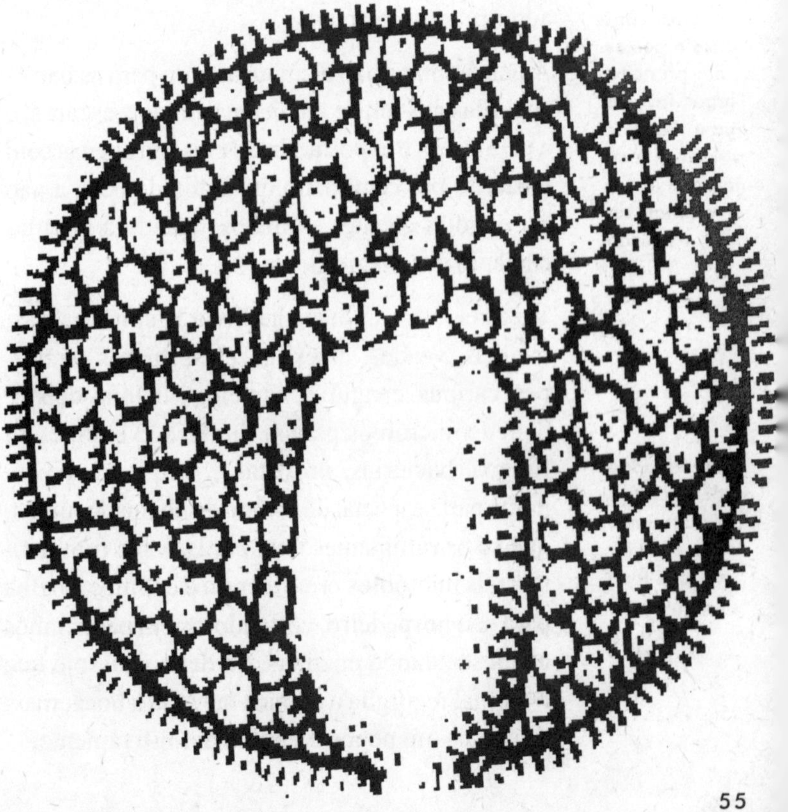

cozinhar a carne até ela soltar um caldinho branco, e não rosa – isso vale muito contra todos os parasitas, bacterianos ou não

lidar com carnes e peixes em primeiro lugar, lavar a pia e todos os utensílios e só então pegar nos vegetais da salada

a quantidade de bactérias num único rúmen é maior do que toda a população da terra

mos que podem causar intoxicações estão sempre presentes – *Clostridium perfringens* em carnes que não foram cozidas, guardadas ou reaquecidas na temperatura certa, *Staphylococcus aureus* nas carnes curadas e *Clostridium botulinum* nas carnes enlatadas. Outras bactérias que podem criar problemas em carnes contaminadas ou mal cozidas são *Salmonella, Escherichia coli, Campylobacter jejuni* e *Listeria monocytogenes*. Importante: nenhuma delas nasce da carne, todas são adquiridas no manuseio.

A pele humana não é um lugar bom para as bactérias. Elas gostam de ambientes úmidos, escuros, e a pele é seca e exposta. Então existem apenas cem bactérias por centímetro quadrado de pele, a não ser em dias quentes e úmidos, quando a população aumenta alegremente.

Vacas e outros animais herbívoros como cabras, ovelhas, veados, alces, gazelas, girafas, antílopes, caribus, cangurus, camelos e lhamas dependem de micróbios para se nutrir. São equipes de fungos, bactérias, protistas e vírus que vivem numa parte especial do estômago chamada rúmen, que só os ruminantes têm, por isso são ruminantes; tais micróbios pré-digerem o capim e a palha para seu hospedeiro, cortando-os em pedacinhos e acrescentando enzimas. Só depois disso é que o animal regurgita a comida de volta à boca, mastiga mais um pouco e engole definitivamente.

Lactobacillus acidophillus ajudam a preservar alimentos, e fazem isso fermentando e acidificando-os de tal modo que outros micróbios não conseguem sobreviver. Chucrute, por exemplo: o repolho fermentado se mantém comestível por todo o inverno. Além disso, os lactobacilos vão fazer no intestino o que fizeram na comida – controlar bactérias de putrefação. Isso significa intestinos mais limpos.

suplementos de *Lactobacillus acidophillus* são importantes para restaurar a flora bacteriana intestinal depois de um tratamento com antibióticos

receita de lactobacilos caseiros na página 187

Outra maravilha que não existiria sem os micróbios é o chocolate. As sementes de cacau fermentam dentro da fruta até ficarem no ponto; o trabalhinho é feito espontaneamente por bactérias e fungos como *Lactobacillus* e *Acetobacter*; só depois disso é que as sementes são torradas.

O leite é riquíssimo em açúcar, e bactérias amam açúcar, portanto leite é seu paraíso. Tanto que uma tigela de leite largada na pia acidifica naturalmente sob a ação de *Streptococcus lactis* e *S. cremoris* e produz coalhada – muito rica em ácido lático, o que é bom para os intestinos, mas cheia de coliformes fecais, germes de putrefação e outros bichinhos indesejáveis, o que é péssimo. O iogurte é leite acidificado por bactérias de proliferação controlada, como *Streptococcus thermophilus* e *Lactobacillus yogurtii, L. bulgaricus* ou *L. acidophillus*. Queijos são feitos coagulando leite com renina (enzima do estômago de jovens mamíferos) ou ácido lático. Alguns ain-

leite cru e queijo fresco são fontes de contaminação por *Listeria monocytogenes, Campylobacter jejuni, E. coli 0157:H7, Staphylococcus aureus, Salmonella, Shigella* e *Yersinia enterocolitica* da são fermentados depois disso e produzem fungos, como camembert, roquefort e outros.

a produção de proteína nos vegetais depende das bactérias rizóbias, que vivem nas raízes de feijões e outras leguminosas

ao comer e descomer elas convertem nitrogênio em amônia, e com amônia as plantas podem fabricar proteínas que todos os animais vão comer

Plantas também dependem de bactérias para crescer. A maioria delas ajuda a enriquecer o solo, fertilizar as plantas e eliminar os insetos daninhos. Por outro lado, há mais de 20.000 fungos criando ferrugem nas folhas. Outros apodrecem as raízes das plantas. Há vírus que atacam plantas como o tabaco. Bactérias provocam tumores nos caules de cebolas e estragam suas raízes. Em compensação, atualmente a agricultura biodinâmica faz um controle orgânico das pragas usando vírus, bactérias e fungos para matar ou reduzir a freqüência de insetos. Uma bactéria, *Bacillus thuringiensis*, é best-seller no ramo: contém um veneno que parece cristal e acaba com larvas, lagartas, brocas, moscas, mosquitos e cascudos em mais de 400 preparados industriais.

Os compostos orgânicos que adubam hortas e jardins são um manancial de bactérias. Basta juntar folhas secas, restos de vegetais da cozinha e outros lixinhos naturais num buraco escuro e abafado que as bactérias brotam e fazem o resto: mastigam tudo, digerem e formam húmus. Quem processa as folhas e a madeira dos galhos são os fungos, especialistas em tarefas rudes. Conforme o tipo de matéria orgânica e o tipo de bactéria, os compostos podem ser frescos ou muito quentes. Algumas bactérias agüentam uma temperatura de 100 graus C!

Animais e plantas respiram oxigênio; micróbios podem respirar oxigênio e compostos químicos como ferro, ácido nítrico, ácido sulfúrico, dióxido de carbono, nitrogênio.

Por isso é que muitas toxinas orgânicas podem ser removidas do meio ambiente por bactérias, inclusive herbicidas e pesticidas como 2,4-D *(2,4-dichlorophenoxyacetic acid)*, óleo, PCB, DDT, plásticos e detergentes. Elas adoram o carbono que esses compostos contêm.

Mesmo compostos inorgânicos, que não têm carbono, podem ser transformados em coisas menos tóxicas por alguns micróbios; neste caso estão o mercúrio das pilhas e baterias, nitritos, selênio, arsênico e urânio.

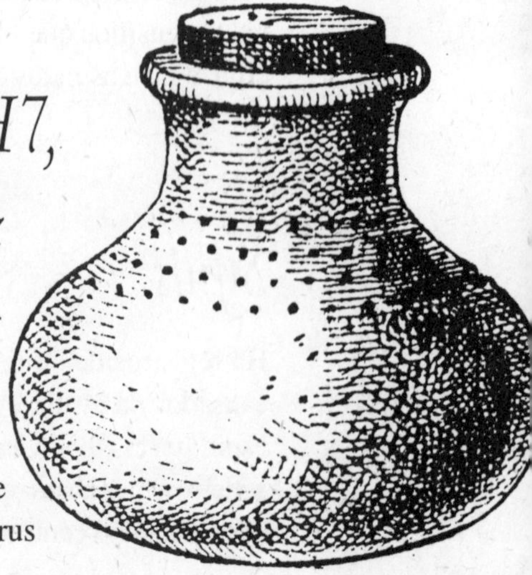

vasinho de transportar sanguessugas, muito usadas antigamente para chupar o sangue ruim em certas doenças

E. coli O157:H7, a bactéria da vez

A *Escherichia coli* se subdivide em muitos grupos. O caso dessa cepa de código O157:H7 é pitoresco. Dizem os entendidos que ela foi infectada por um vírus bacteriano que conseguiu enfiar seu próprio DNA no cromosssomo dela. A partir daí, cada vez que ela se dividia, as bacterinhas seguintes já nasciam com o DNA do vírus em seu código genético. Por isso é que ganharam série e número.

só a população humana produz 5 bilhões de quilos de cocô por dia

30% do volume são bactérias, fungos e protistas transformando fezes em adubo

E até aí, tudo bem. O problema é que a presença do vírus gera uma toxina protéica que devasta as células da parede interna do intestino, provocando a diarréia hemorrágica que pode ser fatal para crianças, idosos e pessoas debilitadas.

Em 97, nos Estados Unidos, uma fábrica de hambúrguer teve que recolher 12 mil toneladas de carne porque vários lotes estavam contaminados pela *E. coli O157:H7*; toda a carne da fábrica foi destruída, e a empresa fechou.

Para prevenir infecções, limpe muito bem os pratos e utensílios que tiverem contato com a carne crua, e lave as mãos depois de mexer com ela.

Sífilis

Há registros de sífilis desde 1400. O organismo causador da sífilis é uma bactéria espiralada, a espiroqueta *Treponema pallidum*, tão pequena que seriam necessárias cinqüenta, emendadas, para chegar a meio centímetro de comprimento. Qualquer contato com o ar, anti-sépticos ou luz do sol mata a figurinha. Umidade contínua é essencial à sobrevivência das bactérias, por isso elas se propagam principalmente pelos fluidos do corpo – sêmen, fluido vaginal, saliva, sangue, leite materno. Fora do corpo, em lugar úmido e escuro, vivem no máximo duas horas.

O contágio mais comum é pela via sexual. A espiroqueta entra na mucosa do novo hospedeiro e forma um cancro, onde se multiplica; quando o cancro se vai, milhares de espiroquetas são liberadas no organismo e vão infectar as células.

A sífilis tem quatro estágios. Os três primeiros são completamente curáveis, e mesmo no último a doença pode ser controlada.

No primeiro estágio, dez a dezesseis dias depois da infecção, aparece o tal cancro, que é um caroço pequeno, duro, levemente protuberante, geralmente no pênis, na vagina ou em seus lábios, na região anorretal, na boca ou em qualquer lugar que tenha tido contato com o agente infectante. Fica vermelho, parece uma espinha grande que ulcera e forma uma ferida ovalada de borda vermelha. Essa ferida sara sozinha em quatro a seis semanas e deixa uma cicatriz que dura meses. A presença do cancro é normalmente acompanhada de gânglios inchados. Se a sífilis não for diagnosticada agora, desaparece por um tempinho e volta com outros sintomas.

gonorréia é uma infecção das mucosas genitais e urinárias, causada por um gonococo, *Neisseria gonorrhoeae,* transmitido por contato sexual

pode causar complicações uterinas e ovarianas, levando à esterilidade, e de próstata

o primeiro sintoma é, quase sempre, uma urina que arde, com ou sem corrimento

a artrite é outro sintoma comum da gonorréia

Uma a seis semanas depois que o cancro sara, uma erupção rosa ou vermelha aparece, normalmente nas palmas das mãos ou solas dos pés, provavelmente acompanhada por febre, dor de garganta, dor de cabeça, dor nas juntas, falta de apetite, perda de peso, queda de cabelo. Nos genitais ou no ânus aparecem feridas que secretam líquidos muito infecciosos. Esses são os sintomas do segundo estágio, que costumam durar de 3 a 6 meses, podendo ir e voltar a qualquer momento. Se ainda aqui não houver tratamento, a sífilis caminha para o terceiro estágio.

Este é pouco contagioso, apresenta sintomas muito vagos, perturbações visuais leves e outros desconfortos; as espiroquetas estão apenas infectando a medula óssea, os órgãos vitais, os gânglios linfáticos e o sistema nervoso central. Muitas vezes a doença fica aí.

Quando não fica, produz lesões na pele, nos ossos e/ou nos tecidos dos órgãos vitais; não é mais contagiosa, mas pode matar. Além das lesões, forma gomas, ou sifilomas, tumores causados pela concentração de espiroquetas em determinado tecido. Os ossos vão sendo comidos, como na osteomielite e na tuberculose óssea. Os ossos do nariz e o palato são especialmente afetados, produzindo deformações horríveis. O coração e o sistema nervoso podem ser tomados pelos sifilomas, e ainda assim o diagnóstico não enxergar sífilis, e sim doença cardiovascular, ou insanidade mental. Isto porque na sífilis cardiovascular as espiroquetas se concentram na aorta, destruindo a elasticidade do tecido e fazendo as válvulas degenerarem. Quando vão para o cérebro, afetam a visão e a audição e causam perda de identidade, falta de concentração e de discernimento, delírio, perda de memória, desorientação, apatia ou violência; podem ocorrer convulsões fatais.

O tratamento da sífilis geralmente é feito com algumas doses de penicilina injetável ou duas semanas de tetraciclina, e exames de sangue freqüentes para acompanhar a melhora. Quem tem sífilis fica mais suscetível a outras infecções, aids e câncer.

Sífilis não-venéreas

Três outros tipos de sífilis são causados por treponemas: *bejel (sífilis endêmica)*, *yaws (frambesia)* e *pinta.* A diferença é que estas raramente são transmitidas através da trocas sexuais. Dão muito em regiões tropicais e subtropicais, principalmente em crianças, e acentuadamente no centro e no oeste da África. Um dos grupos mais devastados foi o dos pigmeus africanos. O sudeste asiático, as ilhas do Pacífico e a Indonésia também registram surtos de treponematose.

estafilococos, estreptococos, pneumococos, gonococos e espiroquetas são bactérias infectantes que sucumbem ao poder de fungos, como a penicilina e seus congêneres, derivados de um bolorzinho verde chamado *Penicillium notatum*

contra a tuberculose se usa a estreptomicina, feita a partir do fungo *Streptomyces griseus*

Os primeiros sintomas de *bejel* são erupções na boca e na pele, altamente contagiosas, que podem durar um ano ou mais; o parasita é o mesmo *Treponema pallidum* da sífilis venérea; sem tratamento as úlceras se espalham, comem a pele, os ossos, o centro da face. *Yaws*, causada pelo *Treponema pertenue*, também infecta por erupções de pele que espalham o parasita através do contato com roupas, objetos e moscas que se alimentam das secreções. E *pinta* é a menos agressiva das três: seu agente é o *Treponema carateum*, dá lesões na pele que ficam cobertas de pintinhas brancas, azuis, vermelhas ou cor-de-rosa, mas não interefere com a saúde geral da vítima.

problemas mais comuns causados por antibióticos: intoxicação, hipersensibilidade e alteração da flora microbiana normal do paciente, favorecendo novas infecções e problemas de assimilação de nutrientes

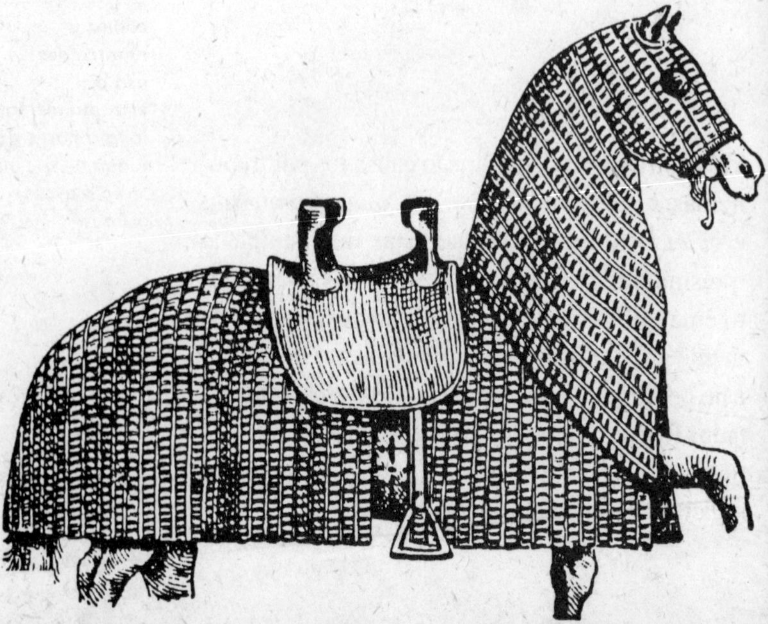

Tuberculose

Mycobacterium tuberculosis e M. bovis

Afeta a população do mundo inteiro e ainda é a maior causa de morte em muitos lugares. Sempre foi mais presente nas cidades do que no campo, devido à aglomeração humana em más condições de higiene, habitação e saúde. Havia tuberculose no Egito antigo e na Grécia de Hipócrates, três mil anos atrás, mas foi nos séculos 18 e 19, na Europa e na América do Norte, que a doença alcançou proporções quase epidêmicas. Continuou sendo a maior causa de mortalidade até o início do século 20, e declinou diante de melhores condições sanitárias e do avanço da medicina.

deu no jornal: a tuberculose causa três milhões de mortes por ano, e a cada segundo alguém contrai a doença, segundo a OMS

até 2020, um bilhão de pessoas serão infectadas, 200 milhões manifestarão a doença e 70 milhões morrerão (*18/2//98, O Globo*)

Na década de 80 o número de mortes causado por ela voltou a crescer nos países desenvolvidos. Uma das razões é que o consumo involuntário de antibióticos nos laticínios e produtos avícolas faz com os micróbios se tornem resistentes e os antibióticos deixem de funcionar quando precisamos deles.

A tuberculose é uma infecção comum na infância. A criança infectada geralmente não tem sintomas e pode desenvolver imunidade vitalícia contra a doença, mesmo não sendo vacinada; além disso, o bacilo pode ser seqüestrado tão depressa pelos agentes imunitários do corpo que a criança não se torna transmissora. Em alguns casos, porém, especialmente em condições de subnutrição, o bacilo consegue chegar à corrente sanguínea, de onde pode alcançar qualquer órgão e também as meninges, membranas que protegem o cérebro.

os bacilos da tuberculose, *Micobacterium tuberculosis* e *M. bovis*, são pequenos e poderosos

A transmissão se dá pelo leite de vaca cru, contaminado por *M. bovis*, e pelo contato com alguma pessoa infectada por ele ou pelo *M. tuberculosis*. Os bacilos estão em todos os fluidos da boca e do nariz, podendo se transmitir através de partes mínimas do catarro, quando a pessoa doente tosse, e até pelos salpicos de saliva que saem quando ela fala – cada perdigoto pode conter centenas de bacilos.

podem sobreviver durante meses completamente ressecados e ainda resistir à ação de desinfetantes

Sintomas: no princípio da infecção há falta de energia, perda de peso e tosse, que vai piorando; podem sobrevir suores intensos, e dor no peito devido a inflamação na pleura (membrana que reveste os pulmões); o pior sinal é o sangue no escarro. Os bacilos podem ser encontrados no escarro, na urina, no líquido cérebro-espinhal e no tubo gástrico. Radiografias ainda são um bom meio de diagnóstico.

A lesão típica chamada tubérculo se forma como resultado da reação do corpo aos bacilos instalados nos tecidos. Mostra um ponto central cheio de células e tecidos mortos, com aspecto de queijo, no qual são encontrados muito bacilos; esse centro é rodeado por células fagócitas, arrumadas em forma de raios, e na periferia estão células de tecido conectivo. O tamanho é microscópico, mas a maioria das manifestações visíveis da tuberculose, desde pequenos nódulos até grandes massas, é de conglomerados desses tubérculos.

Sem tratamento, as lesões podem se espalhar muito e destruir aos poucos os pulmões, reduzindo cada vez mais a quantidade de tecido disponível para a renovação de oxigênio; isso pode causar morte por falta de ventilação, toxemia geral e exaustão. Mas qualquer outro lugar do corpo pode ser afetado pelas lesões, inclusive nódulos linfáticos, ossos, articulações, intestino, órgãos genitais, pele, bexiga e rins.

nas infecções por *M. tuberculosis*, os bacilos normalmente provocam tuberculose pulmonar; quando o bacilo é do tipo bovino, afeta mais ossos e articulações

nos humanos, 9 entre 10 casos são de tuberculose pulmonar

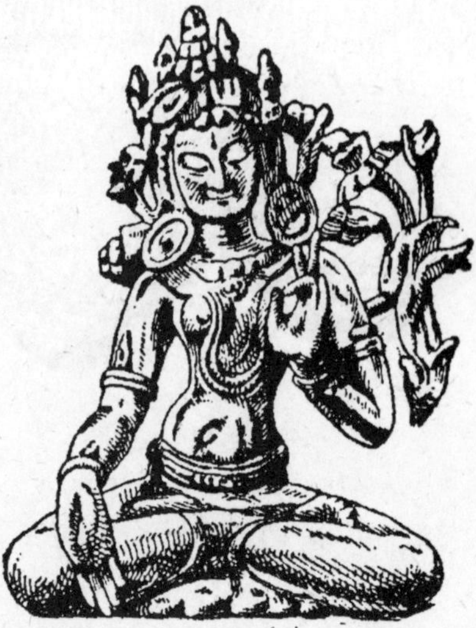

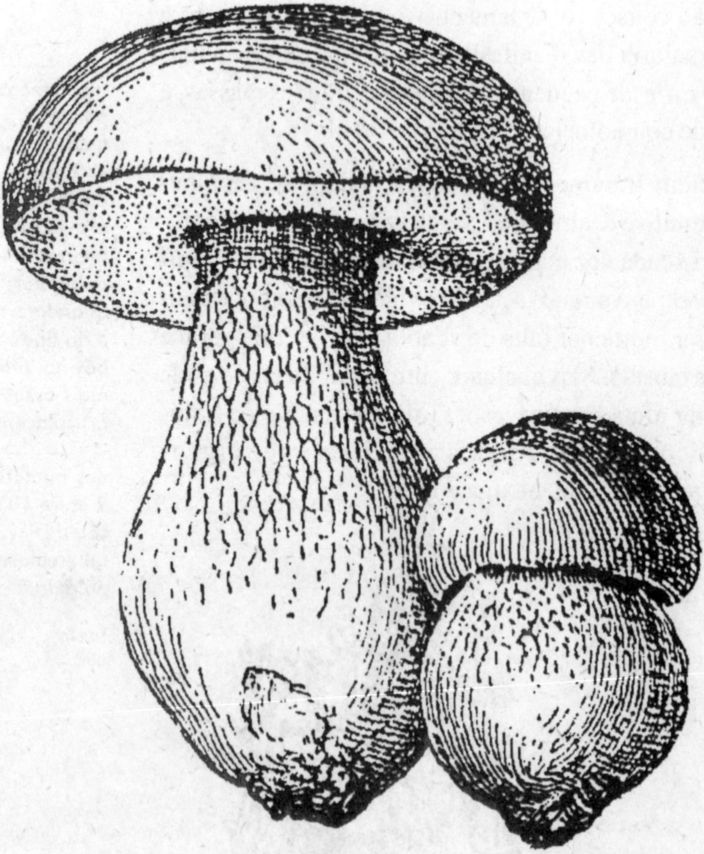

Fungos

Mycota, o reino dos fungos, reúne cerca de 50 mil organismos que nascem do ar e se alimentam de matéria orgânica, animal ou vegetal, morta ou em estado de decomposição. Propagam-se através do talo, chamado micélio, feito de filamentos, ditos hifas; as hifas formam uma trama que pode ser microscópica ou, como nas orelhas-de-pau e outros cogumelos, ficar enorme. Fungos existem por todo o planeta e conforme o caso se chamam fermento, levedo, ferrugem, mofo, bolor, cogumelo, trufa. Muitos são comestíveis.

Alguns fungos vivem livremente no solo ou na água; outros formam relações parasitárias ou simbióticas com plantas e animais. Podem aproveitar uma variedade de carboidratos solúveis como glicose, xilose, sacarose e frutose, mas também são bem equipados para usar carboidratos insolúveis como amidos, celulose, hemicelulose e lignina. Carboidratos são sua comidinha preferida, e açúcar é a glória.

Fungos sapróbios obtêm sua comida de material orgânico morto. Fungos parasitários atacam organismos vivos. Certas espécies armam arapucas para caçar microrganismos como amebas, vermes nematódeos e rotíferos – secretam uma cola fortíssima na superfície de suas hifas, de modo

a penicilina, primeira droga antibiótica da história, é produzida a partir de um fungo (*Penicillium chrysogenum*) que ataca certas bactérias

ele foi isolado num melão maduro demais

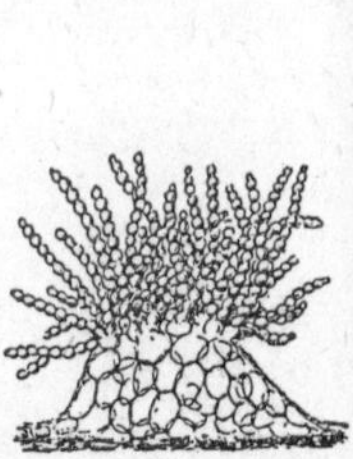

que encostou, ficou; da hifa cresce uma espécie de tromba que invade a presa, ramifica lá dentro, produz enzimas letais para a vítima e suga seu citoplasma. *Dactylella* e *Dactylaria*, fungos de dentro da terra, fazem outro tipo de armadilha: detectando a presença de nematódeos, produzem uma porção de anéis através dos quais o verme mediano é capaz de passar. Quando um deles roça a parede interna de um anel, as células incham e prendem a criatura; a hifa penetra, se ramifica, mata o bicho e almoça.

aflatoxinas são um grupo de toxinas cancerígenas formadas por *Aspergillus flavus*, um fungo muito comum que contamina grãos, farinhas, nozes, amendoins e outros alimentos mal armazenados

câncer de fígado e alta presença de aflatoxinas andam juntos

Fungos garantem comida secretando enzimas na superfície em que estão vivendo. As enzimas digerem a comida, que é absorvida, já em forma líquida, diretamente pelas paredes da hifa.

Elementos químicos como fósforo, enxofre, potássio, magnésio e pequenas quantidades de ferro, zinco, manganês e cobre são nutrientes importantes para várias espécies de fungos; cálcio, molibdênio e gálio são necessários a algumas; oxigênio e hidrogênio são fundamentais, fornecidos em forma de água ou retirados dos carboidratos. Muitos fungos retiram tiamina e biotina do ambiente e parecem ser capazes de sintetizar todas as outras vitaminas necessárias à sua vida.

Também há fungos na maioria das raízes, inclusive de árvores. Eles ajudam as raízes na absorção de água e nutrientes como fósforo e nitrogênio; elas, em troca, dão aos fungos o açúcar produzido por fotossíntese, e assim vão vivendo em perfeita harmonia. São os fungos que garantem a sobrevivência das árvores em solos pobres e até mesmo nas florestas tropicais, onde a competição por nutrientes é muito grande.

alguns fungos crescem muito e viram trufas e outros cogumelos deliciosos, como o shiitake

A cerveja é produzida pela fermentação da cevada (da qual também se faz o malte) com o fungo *Saccharomyces cereviceae*, que produz álcool (etanol) quando não encontra oxigênio. O sabor amargo característico da cerveja vem das flores de lúpulo, que são acrescentadas para impedir o crescimento de micróbios indesejados. O vinho fermenta por processo igual: frutas maduras, pisadas, e fungo. O mesmo *Saccharomyces*, adicionado à farinha, nos dá o pão. Sovar a massa ativa o glúten e põe o fermento em contato com o oxigênio do ar; assim se produz dióxido de gás carbônico (CO^2), que faz o pão crescer, e álcool etanol (CH^2OH), que evapora no forno.

actinomicetos produzem antibióticos valiosos, como estreptomicina e nocardicina

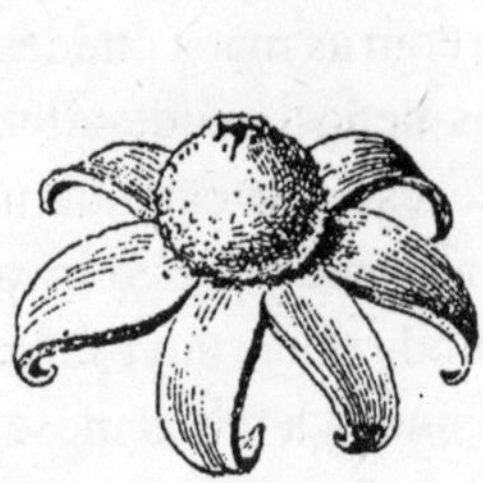

Candida albicans é o fungo que infecta humanos com mais freqüência. Vive na superfície da pele e nas mucosas da boca, da vagina e do trato

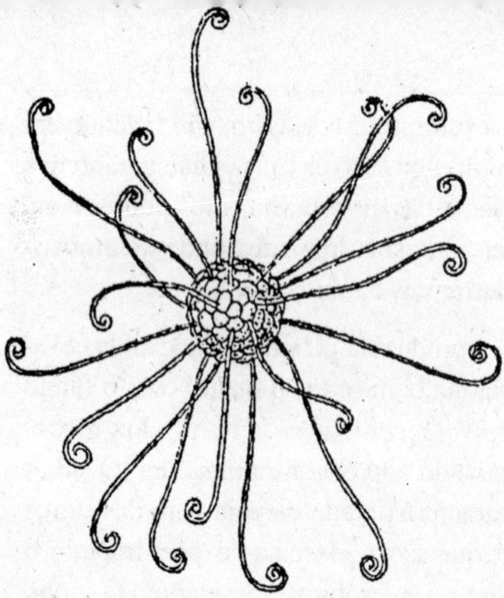

o fungo *Malassezia Pachydermatis* vem causando inúmeras infecções em berçários, principalmente no sangue e nas vias urinárias dos recém-nascidos

um hospital verificou que várias de suas enfermeiras tinham cães infectados pelo mesmo fungo – que elas provavelmente estavam trazendo para o hospital nos sapatos e nas roupas

intestinal. Ele é que dá sapinho e corrimento vaginal parecendo leite talhado, que coça muito. Candidíase na pele é a assadura que dá nas dobrinhas, especialmente em áreas úmidas como axilas, entre as nádegas, no umbigo, nos testículos e nas bundinhas dos bebês. A pele entre os dedos e em torno das unhas pode ser atacada se a pessoa estiver sempre com as mãos úmidas. Nos pés, dá frieira entre os dedos (pé-de-atleta). Boqueira pode ser a infecção por cândida nos cantos da boca. Ocasionalmente o fungo invade o sistema respiratório, produzindo uma infecção broncopulmonar que simula a tuberculose miliar. A infecção raramente é sistêmica, mas se for pode afetar o revestimento do coração e as meninges.

Em pacientes cuja resistência a infecções é reduzida, *C. albicans* pode entrar na corrente sanguínea e causar doença generalizada. Tratamentos longos à base de antibióticos de largo espectro, como tetraciclina e cloranfenicol, podem predispor ao desenvolvimento da candidíase, provavelmente porque matam micróbios normalmente antagonistas dos fungos. Na quimioterapia e nos tratamentos de aids a proliferação de cândida é um dos efeitos colaterais mais delicados, porque impede o paciente de se alimentar direito.

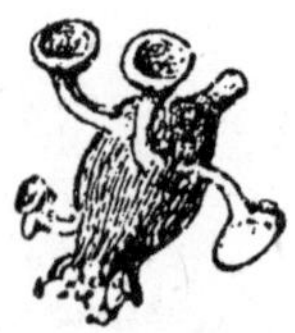

A candidíase é mais fácil de tratar no começo, quando os fungos ainda não desenvolveram micélios; quando desenvolvem, entram na corrente sanguínea, se espalham e a erradicação fica cada vez mais difícil.

Uma série de sintomas pode ser conseqüência de candidíase crônica – alergia, dores abdominais, gases, irregularidade intestinal, garganta seca, insônia, queda de cabelo, estragos nas unhas, enxaqueca, infecções urinárias, problemas menstruais, depressão, irritabilidade, dificuldade de concentração, sensibilidade exagerada a produtos químicos, função imunológica diminuída, falta de energia, mal-estar, fadiga crônica, perda da libido.

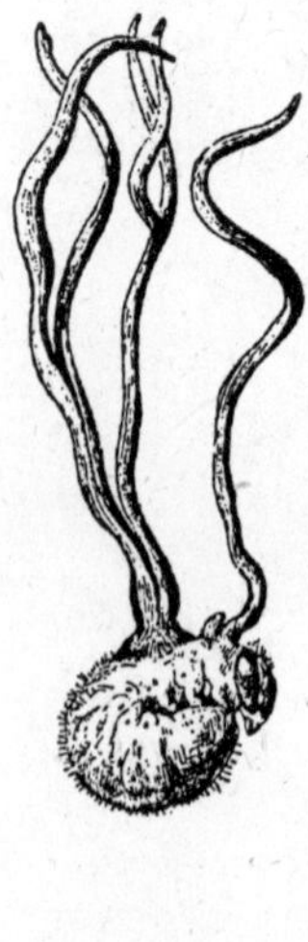

Depois de *Candida albicans*, a infecção por *Aspergillus* é a que mais maltrata humanos debilitados. Às vezes nem produz sintomas, mas na maioria dos casos dá pneumonia e infecção generalizada. O fungo entra pelo ar ou através de algum corte ou ferida. Se for um portador de leucemia ou outro câncer, o fungo se espalha na pele e toma o fígado, os rins e o cérebro. O diagnóstico é difícil, porque as culturas realizadas em laboratório raramente dão resultado positivo; e as drogas antifúngicas não conseguem deter a velocidade com que a infecção avança.

dentro de qualquer espécie, os mais fortes predominam enquanto os fracos morrem ou são forçados a viver num lugar pior

Coccidioides immitis e *Histoplasma capsulatum* também provocam sintomas de infecção respiratória. Galinhas, pombos, cães, ratos, morcegos e outros bichos costumam ser infectados por histoplasma; usar esterco de galinha no jardim ou na horta freqüentemente faz com que os humanos da casa sejam contaminados.

os membros mais jovens de uma população são sempre os mais prejudicados

Dentre os cogumelos, muitos são tóxicos e alguns podem matar. Outros têm efeitos medicinais inclusive contra o câncer, como *shiitake*, *shimeji* e *reishi*.

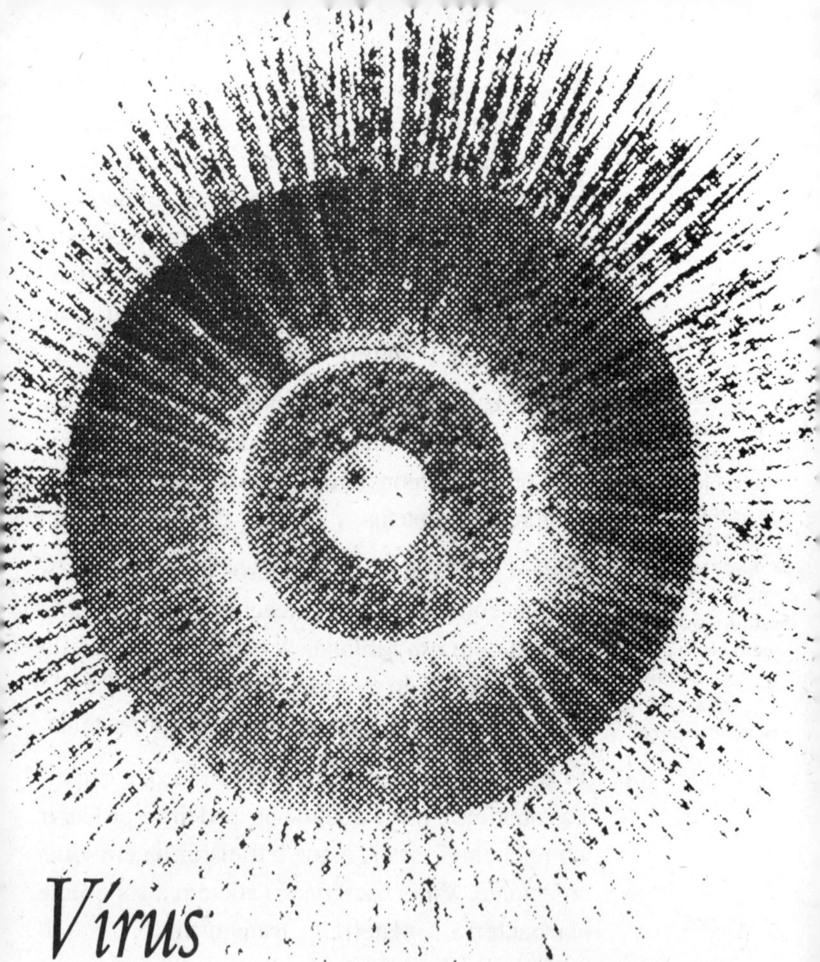

Vírus

Entre todos os microrganismos infecciosos, vírus ainda são os menos compreendidos e mais difíceis de controlar. São microscópicos, o maior deles é igual à menor das bactérias, e sua composição é tão precária que eles só conseguem se multiplicar usando células vivas de animais, plantas ou bactérias como se fossem seu corpo.

Sua origem é misteriosíssima; a hipótese mais provável é de que sejam fragmentos genéticos ou versões reduzidas de cromossomos, plasmídeos ou ácidos nucléicos, provenientes: a) do hospedeiro ou semelhante, b) de não-semelhante, c) resultantes de alguma associação viral ou d) de parasitas maiores dentro ou fora do hospedeiro.

qualquer exercício aeróbico que provoque um aumento da temperatura do corpo é um bom modo de acabar com vírus que estejam querendo ocupar espaço

São formados por um ácido nucléico, que pode ser DNA ou RNA, e uma proteína dentro de uma carapaça protéica; alguns vírus têm uma segunda capinha de gordura e proteína.

Podem ser varetas, ou poliedros de 20 faces, ou formas complexas que parecem vagamente uma cabeça com um rabinho. A classificação é feita pelo tipo de ácido nucléico, tamanho, formato do capsídeo e presença do envelope de lipoproteína.

O ácido nucléico carrega as informações genéticas do vírus e força a célula hospedeira a produzir componentes virais, o que o transforma em vírus infectante. Vírus bacterianos aderem à superfície da bactéria e penetram, transmitindo o ácido nucléico. Vírus animais entram nas células por endocitose, isto é: são absorvidos por elas. Vírus vegetais só entram nas plantas por brechas já existentes, provocadas por insetos ou outros fatores externos, como o vento.

Em geral, uma infecção viral produz um de quatro efeitos numa planta ou numa célula animal: efeito não aparente, quando o vírus fica dormindo na célula; efeito citopático, quando a célula morre; efeito hiperplásico, quando a célula é estimulada a se dividir antes de morrer; e transformação da célula, em que ela é estimulada a se dividir e assumir padrões anormais de crescimento.

Os sintomas costumam ser febre e secreção de interferon. Febre é a reação natural do organismo, já que muitos vírus são inativados a temperaturas apenas ligeiramente superiores ao normal; e o interferon é uma substância que estimula as células infectadas e as vizinhas a produzir proteínas que interferem com a replicação dos vírus.

vírus se propagam através de bactérias, protozoários, vermes, insetos e comidas contaminados

O sistema imunológico produz anticorpos e células sensibilizadas sob medida para neutralizar o vírus infectante. Esses defensores imunes ficam circulando pelo corpo muito tempo depois do vírus ter sido neutralizado, dando assim proteção a médio e longo prazo contra reinfecções. Nas vacinas, uma variedade fraca ou inativada de um vírus infeccioso é introduzida no corpo. Isso não provoca a doença, mas estimula a produção de células imunes e anticorpos que ficam de plantão contra as formas mais agressivas do vírus.

biólogos moleculares, adoram trabalhar com vírus porque eles são facílimos de produzir em laboratório

Um grande problema no tratamento de algumas doenças é que vírus latentes podem ser ativados quando o hospedeiro está estressado, piorando e complicando o quadro clínico.

Terapias específicas contra vírus não costumam ter sucesso devido às mudanças periódicas na proteína que os reveste. Além disso, cada tipo de vírus tem uma estrutura diferente; e o fato de que ele está dentro da célula também dificulta o tratamento, porque a droga teria que agir sem fazer mal a ela.

Fora de uma célula viva, um vírus é uma partícula dormente.

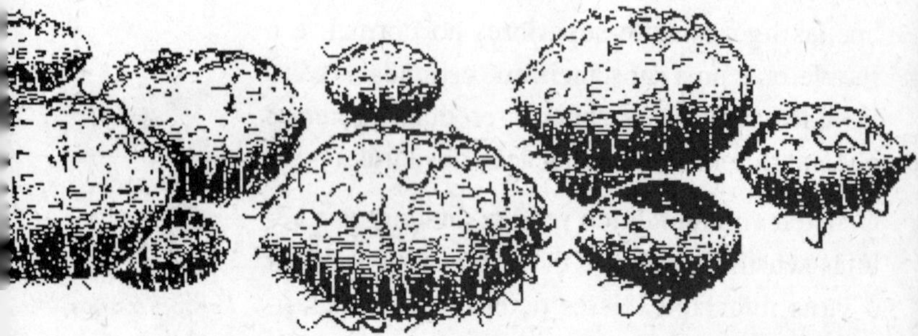

Dengue

É uma infecção virótica que faz doer o corpo inteiro, especialmente as juntas, e dá muita febre; deixa a pessoa fora de combate por algum tempo mas raramente mata. É transmitida pelos mosquitos *Aedes aegypti* e *A. albopictus*, que se infectam sugando sangue de algum humano ou macaco infectado nos três primeiros dias da febre. Depois de 8 a 11 dias de incubação, o mosquito começa a transmitir vírus infectantes a humanos no almoço e macacos no jantar – eles saem nas minúsculas gotinhas de saliva que o mosquito usa como anticoagulante durante a picada.

Atualmente se diz que há quatro variedades de dengue; quem teve uma pode ter as outras três, a imunidade adquirida na primeira só serve para ela.

O tratamento é paliativo – descanso, muita água, banhos mornos, compressas frias de batata crua ou tofu na cabeça para puxar o calor para fora.

Prevenção à dengue: comer inhaminho em vez de batata, duas ou três vezes por semana. O inhame é depurativo do sangue e protege contra agentes infecciosos transmitidos por picadas de mosquitos.

para quem gosta de medidas: 1 mícron é 0,001 mm

o esperma humano mede 60 mícrons

linfócitos medem 5 a 8 mícrons

células vermelhas, 5 mícrons

bactérias, 0,5 a 1,5 mícrons

vírus, 0,05 a 0,1 mícron

Rickéttsias

Não é bactéria, não é vírus, é o quê? Com esse nome curioso, herdado do Rickett que a descobriu, a rickéttsia é um parasita intracelular tão minúsculo que quase não se vê no microscópio.

Vive no tubo intestinal de artrópodes como carrapatos, piolhos e pulgas; certas espécies gostam de humanos também – o que é péssimo, porque a infecção por rickéttsia pode provocar febres devastadoras.

Alguns tipos de tifo são causados por rickéttsias.

O *mal de Lyme*, transmitido pelo carrapato e muito temido atualmente nos Estados Unidos, é uma rickettsiose crônica, debilitante, que pode prejudicar o sistema nervoso central, o coração e todo o conjunto músculo-esquelético do humano.

Começa com uma erupção redonda e avermelhada na pele, chamada *Erythema migrans*, acompanhada por fadiga e/ou calafrios, febre, dor de cabeça, gânglios linfáticos inchados. O eritema aparece entre 3 e 30 dias depois da mordida do carrapato, no lugar onde ele mordeu, e se alastra, especialmente no tronco, axilas, coxas e virilha; aparece um relevo nas bordas à medida que o primeiro eritema aumenta, e podem surgir vários outros, redondos ou não.

Se a infecção não for tratada, deixa para algum momento do futuro a perspectiva de dores artríticas nas grandes juntas do corpo, como ombros e joelhos, e mais torpor, paralisia facial, meningite. Algumas pessoas com mal de Lyme nem tiveram o eritema.

Para saber se o que você vai sentir nas juntas depois de ter alimentado um carrapato na Disneylândia é mal de Lyme, só há um jeito: guarde o carrapato e investigue o bicho para ver se é um *Ixodes scapularis* parasitado por uma *Borrelia burgdoferri*. Mais detalhes na Internet – dezenas, centenas, milhares de sites sobre o mal de Lyme.

conexão carrapato

Outra variedade de rickettsiose made in USA é a febre pintada das Montanhas Rochosas, em que os parasitas invadem e matam as células do revestimento interno dos vasos sanguíneos e causam hemorragia, inflamação, coágulos e morte dos tecidos; se a doença não for tratada, é fatal em 20 a 30% dos casos.

No Brasil, a rickettsiose mais comum é a febre maculosa, transmitida pelo *Amblyomma cajennense,* o carrapato-estrela dos cavalos. Pega uma pessoa aparentemente sã e mata em semanas.

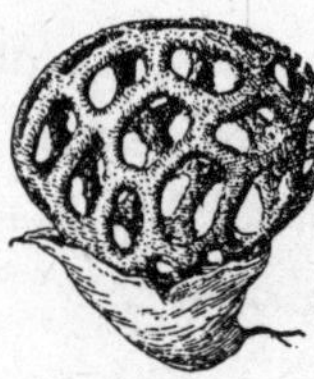

Outras febres

Febre amarela – transmissão por vírus na saliva dos mosquitos em lugares quentes; também chamada de tifo icteróide

Febre palustre – é a malária, transmitida por parasita através do mosquito

Febre Q – é a infecção dos pulmões pela rickéttsia *C. burnetti*, transmitida por via aérea

Febre tifóide – infecção por *Salmonella typhi*, com febre, dor de cabeça, apatia, baço aumentado e erupções na pele; há casos de perfuração intestinal; pode durar semanas

Todas dão muito mal-estar, dor de cabeça, dores articulares, suores, nevralgias, demoram a passar e produzem anemia.

Muitas outras febres acontecem devido a infecções passageiras não-indentificadas, de que o organismo se recupera em alguns dias – às vezes algumas horas.

São os andaços, as viroses, indisposições que pedem um chá quente, uma cama, uma coberta e, depois, uma sopinha bem santa.

Quando há febre é porque o organismo está enfrentando os invasores com todo o seu poder de fogo, literalmente. É bom tomar chás e caldos e suar bastante.

estafilococos existem por toda parte, fora e dentro de pessoas e animais

podem produzir envenenamento alimentar, geralmente quando carnes, aves, peixes, ovos, laticínios, massas, tortas, pizzas, maionese, sanduíches e pastelaria são mantidos na estufa, ou outro lugar aquecido, entre 7°C e 60°C, por mais de duas horas

furúnculos também são causados por estafilococos

Gripes

Segundo o dr. Michel Briamonte, o que acontece nos bastidores das gripes e resfriados é que um vírus invadiu as células de uma área e começou a se reproduzir em alta velocidade. Mais ou menos depois de uma semana, alguma bactéria que já estava rondando, geralmente estafilococo ou estreptococo, começa a parasitar as células danificadas pela invasão do vírus enquanto ele vai terminando seu ciclo de vida. Aí já temos uma infecção bacteriana secundária.

– Um vírus pode ficar infectando de 10 a 14 dias, continua Briamonte. Se o sistema imunológico estiver muito devagar, fica durante meses, muitas vezes junto com a infecção bacteriana.

E dá a dica:

– Um indicador de atividade viral é que a descarga de muco será clarinha. Quando fica amarela ou esverdeada já está mostrando a carga de bactérias.

Mais? *<http://www.wellweb.com/altern/diseases/colds.htm>* .

algumas variedades de estreptococos são úteis na elaboração de laticínios; outras causam febre reumática, escarlatina, erisipela, amigdalite e infecções respiratórias

Echinnacea **e** ***Oscillococcinum*** **têm sido usados com muito sucesso no início de estados gripais e resfriados; contribuem para aumentar a imunidade**

Príons

proteínas tresloucadas

São novidade absoluta. Como se já não bastassem vermes, bactérias, fungos, vírus e ainda rickéttsias, um novo tipo de agente infeccioso foi identificado recentemente: o príon, proteína que existe normalmente nas células e pode sofrer modificações estruturais capazes de produzir doenças degenerativas chamadas *encefalopatias espongiformes transmissíveis*, fatais em animais e humanos. Essa hipótese, embora ganhadora do prêmio Nobel de Fisiologia e Medicina em 1997, tem causado a maior polêmica: os príons seriam os primeiros agentes infecciosos a não conter material genético (DNA ou RNA). O mal da vaca-louca, em que o cérebro dos animais fica esponjoso, seria causado pelos príons.

Príon é abreviatura de "proteinaceous infectious particle", partícula proteinácea infecciosa. Em sua forma normal, essa proteína, cuja função é desconhecida, se localiza na superfície das células no cérebro de mamíferos e pássaros. Só quando está na configuração aberrante é que causa doença, infectando o cérebro, onde se multiplica aliciando proteínas benignas. Como? Bem, isso ainda não está claro para os bioquímicos – talvez contando com algum fator adicional, possivelmente outra proteína presente.

Até onde se sabe, a proteína é feita de uma série de espirais flexíveis chamadas hélices alfa. Na proteína aberrante, algumas dessas hélices estão completamente alteradas e não podem ser digeridas pelas enzimas celulares; acumulam-se nas células nervosas e as destroem.

Quatro infecções humanas por príons foram estudadas até agora: mal de Creutzfeldt-Jakob, mal de Gerstmann-Sträussler-Scheinker, demências e insônias familiares fatais, oriundas de degeneração do tálamo. Hoje em dia certos sintomas psiquiátricos estão sendo observados à luz dos príons: mudanças súbitas de comportamento e personalidade, estados emocionais alterados, depressão, dificuldade para dormir, retração, medo e paranóia, por exemplo, podem ser causados por uma infecção cerebral. Na versão humana do mal da vaca-louca, que deixa o cérebro esponjoso e esburacado como um queijo suíço, as pessoas desenvolvem anomalias motoras, não conseguem manter o equilíbrio; às vezes sentem muita dor só de serem tocadas no rosto, nos braços ou nas pernas; os pés podem doer muito; não há tratamento, e as vítimas morrem em média um ano depois dos primeiros sintomas.

o conceito de partícula infecciosa sem ácido nucléico não tem precedentes na biologia

O príon pode ser adquirido por contágio ou emergir de uma mutação hereditária. Os pesquisadores suspeitam de que desordens neurovegetativas como mal de Alzheimer e Parkinson podem ter origem em processos moleculares semelhantes.

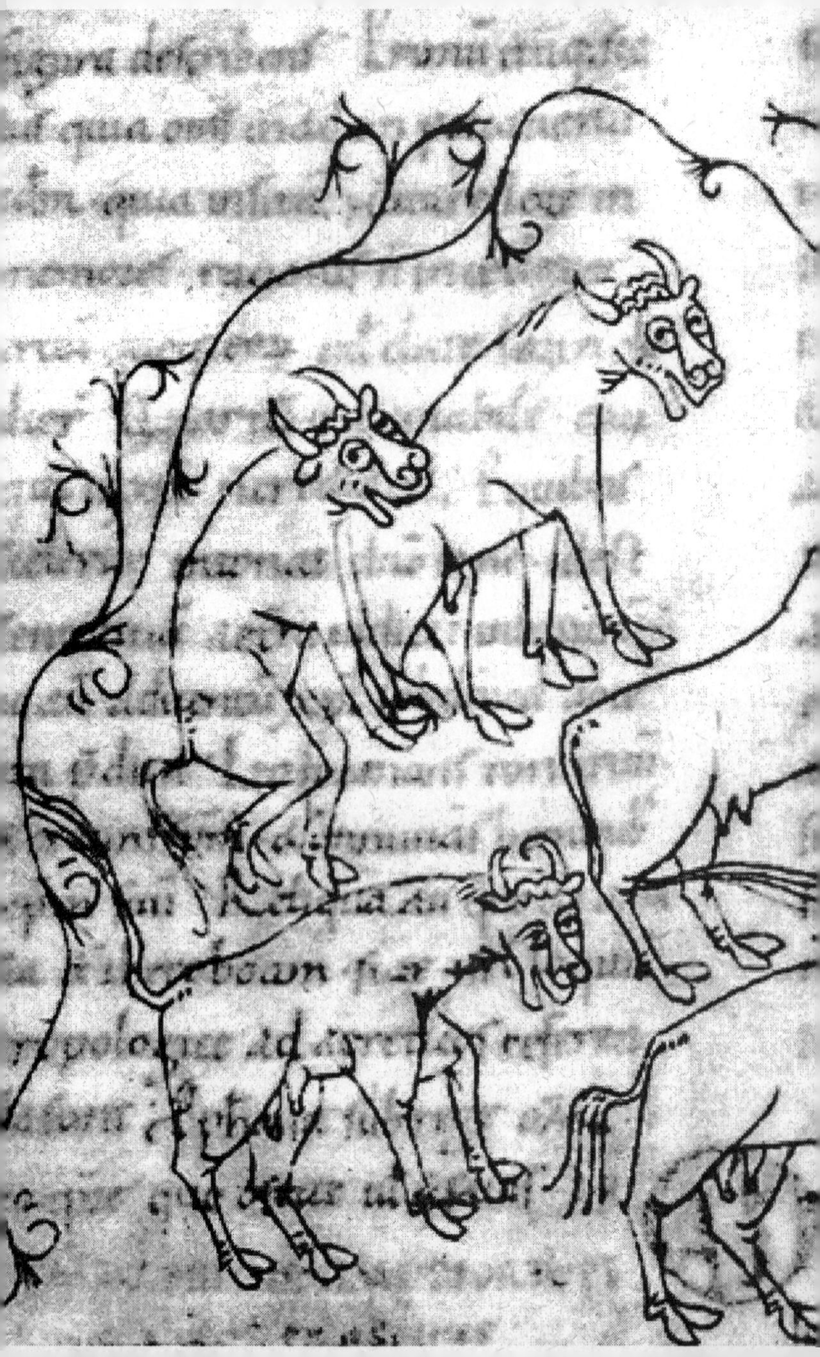

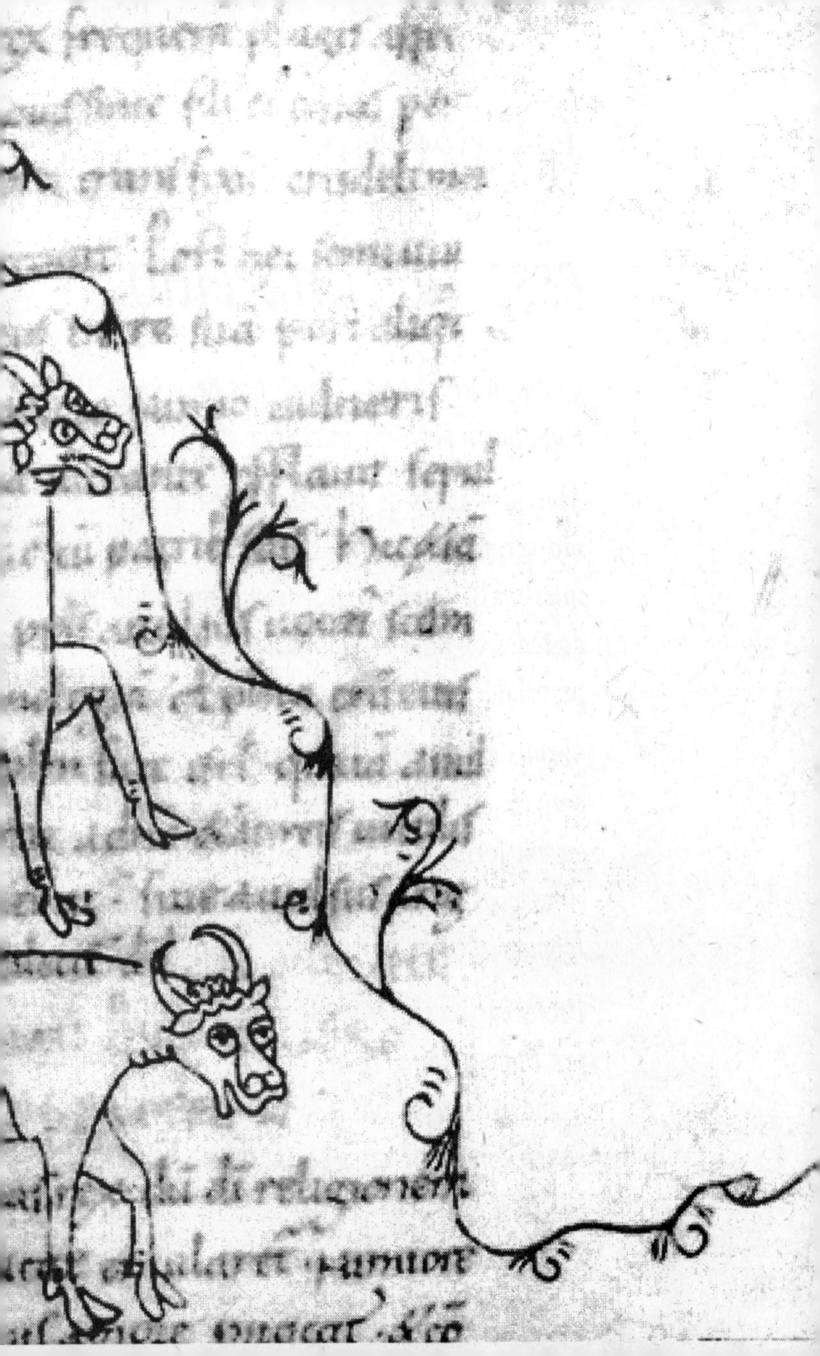

O verme, esse desconhecido

O que normalmente chamamos de verme é qualquer parasita intestinal.

Mas nem todos os parasitas intestinais são vermes, e nem todos os vermes são intestinais: também há deles no corpo inteiro, de todos os tipos e tamanhos, vermes propriamente ditos e protozoários.

Vermes são animais relativamente complexos, grandes ou pequenos, compridos feito minhocas ou em formato de folha, redondos ou achatados, cujos ovos e larvas também causam problemas. Nome científico dos vermes? Helmintos.

Protozoários são animais de uma célula só que faz tudo: respira, come, excreta, se move, se reproduz. Gostam de andar em bando com bactérias e se dão bem com vermes.

A eles, pois!

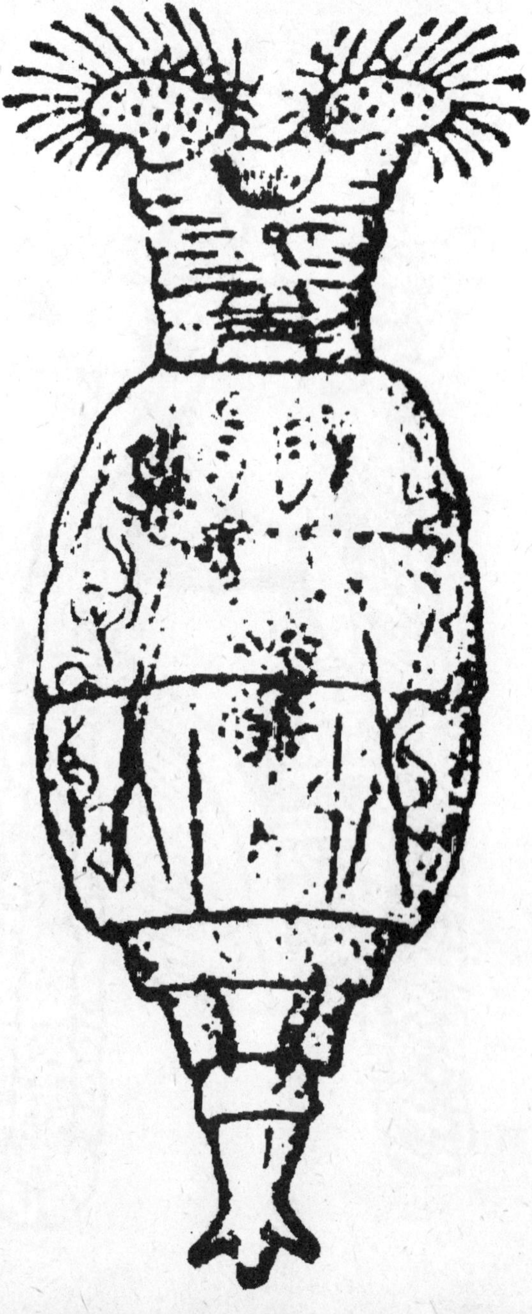

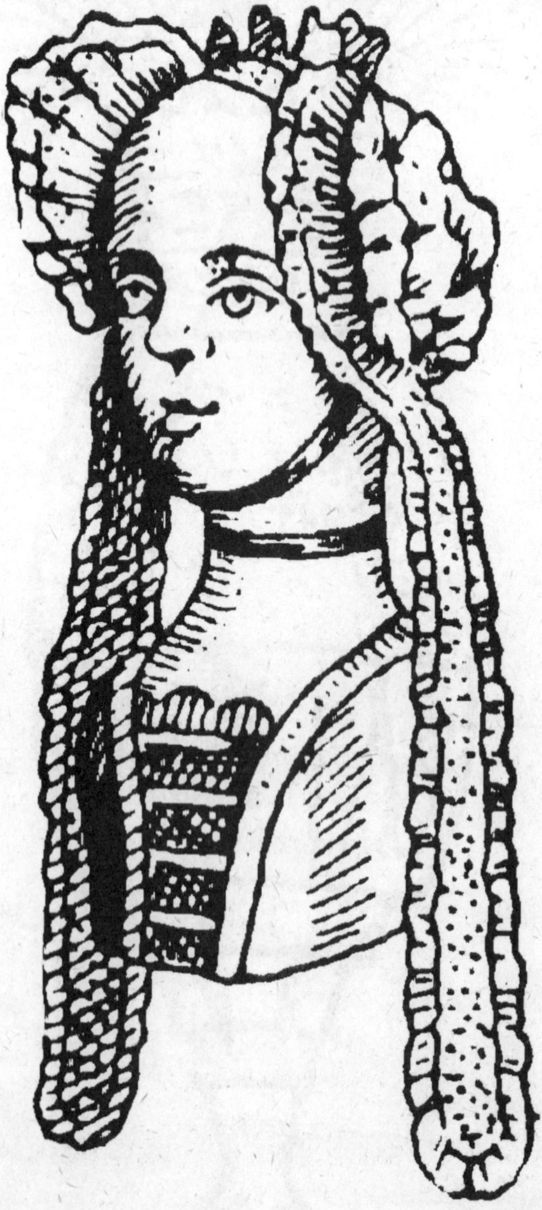

LOMBRIGAS

Ascaris lumbricoides

Lombrigas são cobrinhas redondas, leitosas ou rosadas, que medem 20 a 40 centímetros, têm vida sexual, liberam até 200.000 ovos por dia e duram em média um ano. Vivem no intestino delgado (jejuno e íleo) e se alimentam do quimo intestinal, isto é, daquilo em que se transformou a comida depois de sair do estômago. O diagnóstico é feito pela presença de ovos nas fezes. A transmissão se dá pelos ovos, que saem de um hospedeiro e entram em outro através de água, mãos, comida ou poeira contaminadas; moscas e baratas ajudam no transporte

Ciclo de vida: os ovos se abrem no intestino delgado e liberam larvas, que logo penetram nas paredes intestinais, mergulham na corrente sanguínea e seguem nela até os pulmões; ali desembarcam e passam a percorrer as vias respiratórias até atingir a traquéia e a faringe, por onde descem até chegar de novo ao intestino delgado, onde em 60 dias se tornam sexualmente ativas e começam a reprodução.

Os sintomas só aparecem quando a infecção é média (30 a 40 lombrigas) ou grande (mais de 100), e são: irritabilidade, desconforto, indigestão e fraqueza; olheiras, ranger de dentes à noite,

400 milhões de casos de lombriga por ano na Índia, 100 milhões na China e no Oriente Médio, 200 milhões na África

coceira no nariz, edema, urticária, manchas claras circulares (panos) na pele, convulsões epileptiformes e alergias diversas; irritação na parede intestinal; inquietação e sobressaltos no sono, apetite irregular, perda de peso, cólicas súbitas ou desconforto intestinal, às vezes diarréia; tosse e coriza; anemia e desnutrição.

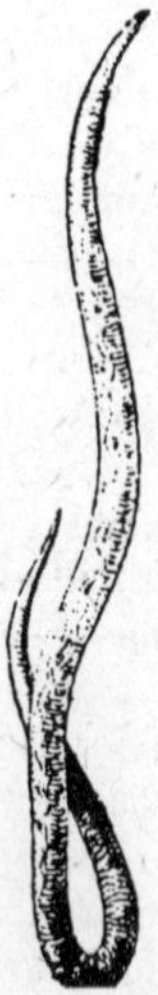

Sem tratamento, a população de lombrigas pode crescer a ponto de obstruir o intestino (é o chamado "bolo de lombrigas"). A passagem das larvas pelos pulmões provoca hemorragia nos delicados vasos sanguíneos, o que gera uma resposta inflamatória com edema, e a consequência provável é acúmulo de líquido nos pulmões e pneumonia, muitas vezes fatal. Mais: lombrigas invadem e bloqueiam os dutos pancreáticos ou biliares, causando pancreatite e hepatite agudas; perfuram o intestino delgado e provocam peritonite de consequências imprevisíveis.

leitura desaconselhável para quem enjoa fácil

Saem pelas fezes ou pela boca quando a criança tem febre. Às vezes sobem até os tubos respiratórios e provocam engasgo. Também são sensíveis a anestesia – há pacientes cirúrgicos que, na sala de recuperação, botam pela boca e até pelo nariz os vermes que abandonam o corpo.

Intestino preso pode fazer os ovos amadurecerem e eclodirem dentro do próprio hospedeiro, multiplicando por milhares as chances de problemas graves.

Quando o vermífugo é impróprio ou a dose é muito pequena as lombrigas fogem pelo primeiro buraco que aparece: vão para o apêndice cecal, causando apendicite aguda; obstruem o canal-colédoco (que liga o fígado ao duodeno), causando hepatite aguda; entopem o canal de Wirsung, causando pancreatite aguda; ou saem pelos orifícios da cabeça, que Deus nos livre.

Ascaris suum é a lombriga dos porcos. Se um humano ingere seus ovos, as larvas todas migram logo para os pulmões e morrem, o que provoca uma pneumonia gravíssima.

OXIÚROS

Enterobius vermicularis

Oxiúros são brancos, finos como fios de linha, medem 1 centímetro de comprimento. Normalmente vivem no intestino grosso (ceco e apêndice), mas também são encontrados na vagina, no útero e na bexiga das mulheres.

As fêmeas deixam milhares de ovos ao redor do ânus, causando coceira e prurido, principalmente à noite. A auto-reinfestação e infestação geral da família acontecem pelas mãos, e principalmente unhas, que vão lá coçar e voltam cheias de ovinhos invisíveis que se espalham no ar, nos objetos, na tampa do vaso sanitário; podem ser ingeridos ou inalados; amadurecem no intestino delgado e abrem-se soltando larvas que viajam

oxiúros são os vermes mais populares nos Estados Unidos: 50 milhões de casos por ano para o cécum, no intestino grosso; as larvas adultas copulam, põem ovos e repetem o ciclo.

oxiúros, macho e fêmea

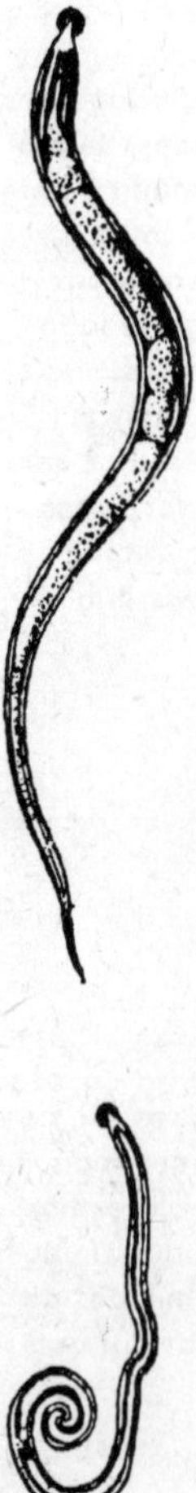

Outros sintomas: sono agitado, palidez, falta de apetite, dor de estômago e corrimento vaginal com intensa coceira se os vermes conseguirem migrar para a vulva. Provocam alterações súbitas de humor durante a lua nova.

Não se faz exame de fezes para oxiúros; o teste é feito com uma fita adesiva – apertar um pedaço da fita sobre o ânus durante alguns segundos; retirar, colar na lâmina e olhar no microscópio. Usar um plástico na mão para evitar (re)infecção.

Se alguém da casa tem oxiúros, é provável que todos tenham. O tratamento deve ser coletivo, e é importante fazer uma higiene radical no banheiro, bem como em lençóis, toalhas, assentos e roupas. Como sempre, é fundamental lavar as mãos antes de comer, usar unhas curtas, não roê-las...

Vaselina pura, dentro e ao redor do ânus, melhora a coceira, e dizem que a aplicação do vermífugo é mais eficiente no último quarto de lua.

Dientamoeba fragilis

É um protozoário minúsculo, muito difícil de diagnosticar, que entra no organismo junto com os ovos de oxiúros. Provoca cólicas freqüentes, dores abdominais, fezes pastosas uma ou mais vezes por dia e intolerância a alimentos como chocolate e cerveja, o que pode levar o diagnóstico para o fígado. Para confirmar suspeitas de *Dientamoeba* é preciso colher as fezes no laboratório e examiná-las ainda quentes.

intolerância a chocolate e cerveja

ANCILÓSTOMOS (*Amarelão*) *Necator americanus* *Ancylostoma duodenale*

Esta é a verminose dos que andam descalços, e o apelido de Amarelão descreve a situação de uma criança anêmica, que provavelmente come terra e é barriguda porque também tem lombrigas. O amarelão é causado principalmente por *Necator americanus* e *Ancylostoma duodenale*, cujas larvas entram pelos pés ou pernas do hospedeiro, provocando uma coceirinha na hora. Levam de cinco a trinta minutos para entrar e mais alguns dias para viajar até os pulmões pela circulação sanguínea. Nesse estágio o sintoma é uma tosse

quem tinha amarelão era o Jeca Tatu, caipira mole, preguiçoso e amarelo inventado por Monteiro Lobato seca, com ou sem sangue. As larvas saem das vias respiratórias com a tosse e são engolidas, pelo próprio hospedeiro ou por quem recebe os perdigotos. Quando chegam ao intestino delgado se tornam adultas. Medem 1 centímetro e têm na boca vários dentes em forma de gancho, que usam para perfurar a mucosa intestinal e se alimentar de sangue. O macho e a fêmea copulam e ela pode produzir de 10 mil a 25 mil ovos por dia, que saem com as fezes e se abrem dois dias depois, liberando as larvas.

Calcula-se em 800 milhões o número de pessoas infectadas atualmente no mundo. Cada uma hospeda mil ou mais vermes do amarelão, podendo perder para eles até um copo (200 ml) de sangue por dia. O resultado disso é uma grave anemia, que mata crianças e pode levar adultos a muitas outras complicações.

As larvas das espécies *A. caninum* e *A. braziliense* infectam, respectivamente, cães e gatos. Podem penetrar nos tecidos humanos, mas não conseguem virar vermes adultos. Ficam migrando nos tecidos durante semanas ou meses, caracterizando, junto com a *Toxocara*, o que se chama de *Larva migrans* ou bicho geográfico.

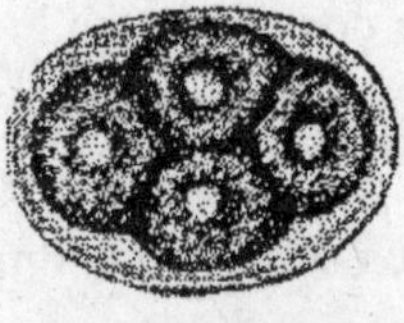

LARVA MIGRANS

Toxocara canis, T. cati, Dipylidium caninum, Ancylostoma caninum, A. braziliense

A *Larva migrans* é exatamente o que o nome sugere, uma larva migrando pelo corpo do hospedeiro errado; só viraria adulta nos intestinos de cães e gatos. O contágio se dá através de ovos em solos contaminados pelas fezes dos animais. O período de incubação dentro do corpo humano varia de semanas a meses após a ingestão do ovo.

cães e gatos domésticos têm que tomar vermífugos desde as primeiras semanas de vida, pois muitas vezes já nascem contaminados e a lambeção constante provoca reinfecções

A *larva migrans cutânea* invade só a pele, causando erupções geralmente nos pés, pernas e nádegas; os primeiros sinais são irritação ou bolhinhas a partir das quais vão surgindo túneis subcutâneos bem visíveis, de diferentes desenhos e comprimentos, que aumentam um centímetro por dia e motivam o apelido de bicho geográfico.

A *larva migrans visceral* se aprofunda e afeta os pulmões, provocando sintomas tipo bronquite, asma, tosse, coriza e febre; o fígado aumenta de tamanho e a eosinofilia vai de moderada a importante; as larvas podem invadir olhos, coração e sistema nervoso central.

Os sintomas são perda de apetite, febre, tosse, nariz escorrendo, erupções na pele, fígado e baço aumentados, dores abdominais, lesões oculares e problemas de visão.

FILÁRIAS

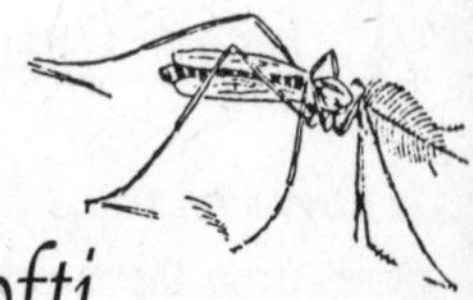

Wuchereria bancrofti

Há vários tipos de filárias, vermes fininhos que parasitam os sistemas circulatório e linfático, os músculos e as cavidades serosas. *W. bancrofti* é a filária que causa a doença conhecida como elefantíase. O verme adulto mora nos gânglios linfáticos dos humanos, e a fêmea produz e libera no sangue microfilárias, que são embriões avançados. Quando algum mosquito transmissor pica o hospedeiro ingere as microfilárias, que dentro dele se transformam em larvas infectantes e invadem outro humano através da pele quando o mosquito pousa. Entram no sistema linfático, vão para os nódulos e repetem o ciclo.

Os principais mosquitos transmissores são os anofelinos, também vetores da malária, e o *Culex pipiens fatigans*. O diagnóstico é feito através de exame de sangue.

Infestações repetidas podem bloquear os dutos e gânglios linfáticos, levando a acúmulo de linfa e edema dos tecidos. Os vermes adultos tendem a preferir os gânglios da virilha, então a doença é freqüentemente marcada por grande desfiguração dos genitais e das pernas.

O parasita *Brugia malayi* é muito semelhante à *Wuchereria bancrofti* e também causa elefantíase. A ocorrência maior da doença é na África central e no sul e sudeste da Ásia.

a disposição física diminui muito na pessoa infectada, dando lugar a cansaço e preguiça

a produtividade cai muito onde a população é infectada por vermes

quando se tarta de população da baixa renda, a infecção impede o trabalho na produção de comida ou outras atividades que dêm dinheiro para comprar comida

isso vai afetar também os dependentes da pessoa infectada

DIROFILÁRIAS

Dirofilaria immitis

É um verme canino por excelência, mas dá em outros animais e é freqüente em humanos. O ciclo de transmissão depende de mosquitos de muitas espécies, entre elas *Aedes, Culex e Mansonia*. Os parasitas adultos são grandes, medindo até 25 cm de comprimento; vivem tipicamente na artéria pulmonar de cães e gatos e no lado direito do coração, provocando insuficiência respiratória, tosse crônica, vômitos e inflamação do músculo cardíaco; podem matar. As microfilárias são encontradas no sangue.

Nos humanos, a dirofilária é considerada um dos mais importantes parasitas zoonóticos (que transmitem doenças de outros animais). Um caso recente, publicado na Internet, conta de um homem de 40 anos que foi para o hospital com dores muito fortes do lado esquerdo do peito. Os exames mostraram uma massa isolada do tamanho de uma bola de tênis na parte de baixo de seu pulmão esquerdo, que à primeira vista foi considerada um tumor. Abriu-se e era uma dirofilária.

não era câncer no pulmão

ONCOCERCOS
Onchocerca volvulus

É a filária da pele e dos olhos, e a doença, oncocercose, tem o nome popular de "cegueira dos rios". Dá em muitas partes do mundo – África, Arábia, América Central, México e norte da América do Sul, e só na África se calcula que 18 milhões de pessoas estejam infectadas. O transmissor é o borrachudo, um mosquitinho preto da espécie *Simulium*, que ganha as microfilárias quando pica um humano doente. Dentro dele elas se desenvolvem e já são larvas infectantes quando ele pica o próximo humano. Ao contrário da maioria, estas não migram: ficam ali mesmo, no lugar da picada, e vão crescendo. A resposta do hospedeiro vem rápida e forma uma cápsula fibrosa em volta dos vermes, que assim mesmo podem chegar a 50 cm de comprimento. Essa cápsula tem a aparência de um nódulo subcutâneo; lá dentro a fêmea produz microfilárias, que se morrerem na pele causam uma dermatite severa acompanhada de despigmentação, e se morrerem nos olhos, para onde migram freqüentemente, causam cegueira. Em regiões onde a doença é endêmica, 30 a 40% da população não enxergam. O apelido de cegueira dos rios se deve ao fato de que os mosquitos borrachudos se desenvolvem nas margens dos rios.

cegueira dos rios

ANISAKIS

Anisakis spp.

vermes do mar

Estes são parasitas do estômago, às vezes do intestino, de mamíferos marinhos. Produzem ovos que saem nas fezes do hospedeiro e são ingeridos por um crustáceo, dentro do qual soltam larvas. O hospedeiro definitivo é infectado de duas formas: quando ingere crustáceos infectados, ou quando come o peixe que ingeriu o crustáceo – as larvas se hospedam temporariamente na carne do peixe.

Para os humanos, o perigo é ingerir as larvas junto com o peixe cru, salgado ou marinado. Congelar mata as larvas, cozinhar também, mas se o peixe não for bem cozido, as larvas continuam vivas.

dor de estômago no restaurante?

Anisakíase gástrica ou intestinal pode dar sintomas como dor aguda, náusea e vômito. Dor de estômago logo depois de comer peixe cru pode ser uma larva penetrando nas mucosas estomacais, onde vai causar úlcera e hemorragia. Às vezes ela desce e penetra na parede do íleo, que é a última parte do intestino delgado. Há casos em que o verme adulto perfurou o intestino delgado, causando peritonite fatal.

há muitas espécies novas de vermes surgindo no mar; uma delas, espantosa, se alimenta de gás metano misturado com água, provavelmente com a ajuda de alguma bactéria

Quando for comer sushi e sashimi, olho no peixe. Colocando os filezinhos contra a luz você veria as larvas, mas também estragaria o prato. Que fazer? Comer bastante wasabi (pasta de raiz-forte) e gengibre: são substâncias quentes, fortes e tóxicas para as larvas.

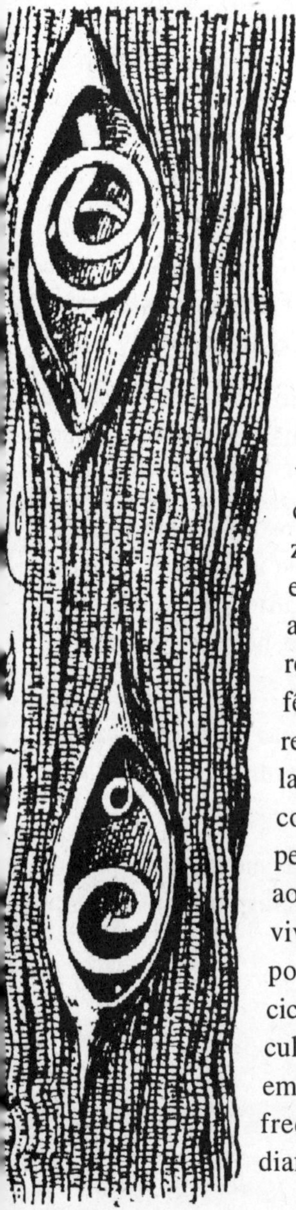

TRIQUINA

Trichinella spiralis

Este é um verme comum em muitos animais. A contaminação de humanos se dá quando as larvas são ingeridas junto com carne crua ou mal cozida. Em poucas semanas elas se tornam vermes adultos; os machos morrem depois de fertilizar as fêmeas, que também morrem depois de parirem as larvinhas. Estas entram na corrente sanguínea do hospedeiro e acabam chegando aos músculos, onde ficam vivendo até serem comidas por alguém, e repete-se o ciclo. Sua presença nos músculos incomoda muito e dói, embora não seja grave. Com freqüência instalam-se no diafragma, grande músculo

elas vivem assim, aninhadas nos músculos

que separa a cavidade torácica da cavidade abdominal, provocando um mal-estar insuportável que acaba exigindo hospitalização. A dra. Clark suspeita de que as larvas da triquina na pele é que dão acne.

o único parasita vertebrado dos humanos é um peixinho do Amazonas chamado *candiru*, que entra pela uretra e se instala no trato urinário, onde fica mamando sangue

No Brasil, a contaminação costuma se dar pela carne de porco mal cozida (incluindo salsichas, lingüiça, patês, salgados e defumados).

Os primeiros sintomas, sete a dez dias após a infecção: perda de apetite, náusea, vômitos, diarréia e cólicas abdominais.

Nos estágios posteriores, rosto e pálpebras inchados, dores musculares, pele ardendo e coçando, suores, febre alta com calafrios, pequenas manchas pretas ou azuis na pele, hemorragia no branco dos olhos.

No estágio final os sintomas regridem, mas alguns tecidos musculares permanecem infectados por cistos minúsculos.

Nas crianças, a infecção avançada pode provocar perturbações cardíacas, respiratórias e do sistema nervoso.

TRICUROS, TRICOCÉFALOS

Trichuris trichiura e T. vulpis

Existem mais ou menos 60 espécies de tricurídeos que infectam mamíferos; dentre eles, o *Trichuris trichiura* afeta especialmente humanos e o *Trichuris vulpis* prefere os caninos, embora infecte humanos também. Ambos são parecidíssimos e têm os ovos idênticos. Seu corpo mais fino na porção anterior se enterra nas células do intestino grosso do hospedeiro; vivem vários anos; a fêmea, que cresce até 50 cm, pode pôr mais de 10 mil ovos por dia. Esses ovos saem nas fezes do hospedeiro e se tornam infectantes três semanas depois, mas só se abrem no intestino delgado de alguém, deixando sair as larvas que migram para o intestino grosso e se tornam vermes adultos.

Produzem sintomas leves, como disenteria ou diarréia ocasionais, e graves, como anemia e prolapso retal. Infestações grandes em crianças atrasam o desenvolvimento físico e mental.

qualquer verminose obriga o organismo a uma luta semelhante à que ele trava contra a fome, o frio e as agressões

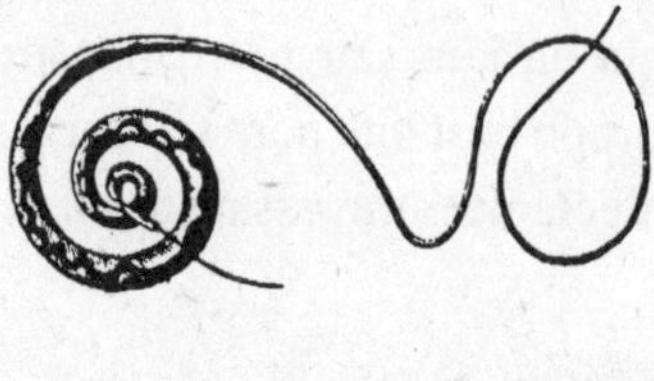

tricuro

ESTRONGILÓIDES

Strongyloides stercoralis

uma mulher de 48 anos deu entrada no hospital devido a uma diarréia crônica com anemia; a colonoscopia revelou múltiplas erosões da membrana mucosa do cólon, com infiltração celular inflamatória predominante

o exame de lâmina num microscópio poderoso mostrou pedacinhos de larvas de estrongilóides

no escarro da boa senhora, muitas larvinhas também foram detectadas

Este é diferente: parasita o intestino delgado humano mas pode ter vida livre e procriar na terra. As larvas saem de um hospedeiro junto com as fezes e entram em outro pela pele dos pés. São carregadas pela corrente sanguínea até a região dos pulmões, invadem a traquéia, migram para o trato digestivo e se instalam no intestino delgado para amadurecer e produzir ovinhos.

Somente fêmeas são encontradas nos tecidos superficiais do intestino delgado humano. Elas produzem outras larvas por partenogênese, sem fertilização, e estas saem nas fezes do hospedeiro. A presença de uma larva nematódea nas fezes é que caracteriza a estrongiloidíase. Uma vez do lado de fora, algumas larvas se desenvolvem para a vida livre e outras se reafirmam parasitárias. As livres vão completar seu desenvolvimento no solo e amadurecer como machos e fêmeas que copulam e produzem mais larvas, algumas livres e outras parasitárias.

Quando o hospedeiro tem o intestino preso, as larvinhas que já iam sair permanecem no trato intestinal tempo bastante para se desenvolver até o estágio infectante; atravessam as paredes do intestino, entram na circulação e se desenvolvem como se tivessem penetrado na pele. Essa autoinfecção pode provocar sintomas fortíssimos, já que o número de larvas é sempre muito grande.

a pesquisa de ovos de estrongilóides nas fezes exige método específico

ROTÍFERO

Rotatório, troquelminto

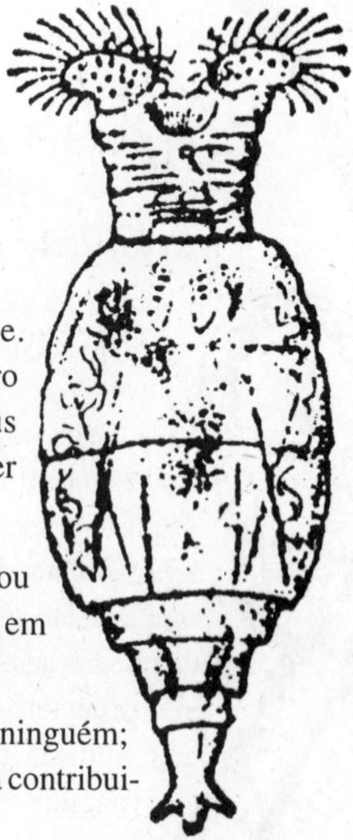

Vermezinho insignificante. Mede apenas um milímetro de comprimento e usa seus magníficos cílios para comer e se locomover.

Vive livremente, sozinho ou em comunidades, e de vez em quando parasita humanos.

Que se saiba, não faz mal a ninguém; entrou no livro somente pela contribuição estética.

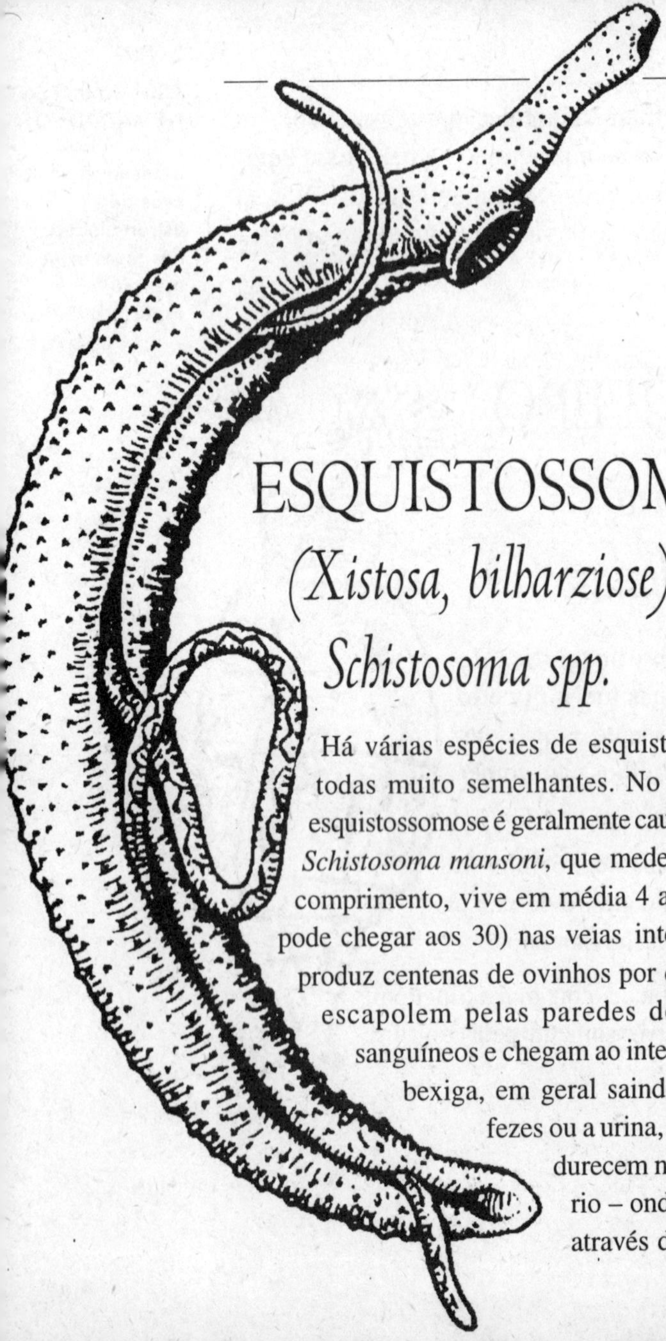

ESQUISTOSSOMAS

(*Xistosa, bilharziose*)

Schistosoma spp.

Há várias espécies de esquistossomas, todas muito semelhantes. No Brasil, a esquistossomose é geralmente causada pelo *Schistosoma mansoni*, que mede 1 cm de comprimento, vive em média 4 anos (mas pode chegar aos 30) nas veias intestinais e produz centenas de ovinhos por dia. Estes escapolem pelas paredes dos vasos sanguíneos e chegam ao intestino ou à bexiga, em geral saindo com as fezes ou a urina, e só amadurecem na água do rio – onde vão dar através do esgoto, da chuva ou porque o hospedeiro fez suas necessidades nas margens.

Aí os embriões invadem seu anfitrião intermediário, necessariamente um caramujinho do gênero *Biomphalaria*, e saem de lá como cercárias, milhares delas, prontinhas para penetrar em humanos através da pele dos pés e da perna quando entramos em algum laguinho, vala de irrigação ou córrego onde o ninho de caramujos possa se fixar, ou então através das mucosas da boca se bebermos a água. Uma vez dentro do corpo, as cercárias encontram a circulação sanguínea, passam pelo coração, pelos pulmões e caem no chamado sistema porta intra-hepático, conjunto de vasos sanguíneos que leva ao fígado o sangue que vem dos intestinos. Em 30 a 45 dias atingem a maturidade plena, copulam (como na ilustração ao lado, a fêmea por dentro) e começam a produzir ovinhos. Pior: são capazes de incorporar antígenos com características do hospedeiro, de modo a não serem mais reconhecidos como invasores pelo nosso sistema imunológico; isso gera um quadro de imunodepressão depois de 4 ou 5 meses.

A passagem dos ovos através das veias, do intestino delgado e da bexiga é um desastre. Os tecidos sangram, e o avanço da infecção faz com que se tornem permanentemente inflamados, fibrosos e anormais. Muitos dos ovos vão para o fígado em vez de sair do corpo e acabam encapsulados em granulomas fibrosos que afetam as funções hepáticas e chegam a obstruir a veia porta. Fígado e baço aumentam de tamanho, há barriga-d'água e surge uma circulação de sangue colateral, para compensar o bloqueio da veia porta. Os rins ficam comprometidos. O corpo todo pode inchar. O hospedeiro fica mais propenso a tuberculose e hepatite viral, e qualquer infecção bacteriana será mais grave e resistente à medicação.

Granulomas também podem formar-se nos pulmões, pâncreas, testículos, ovários, baço e apêndice. Se não for tratada logo, a esquistossomose vira uma doença crônica, muitas vezes fatal. A presença de muitos granulomas em determinado lugar pode inflamar os tecidos e causar tumorações, que muitas vezes são diagnosticadas e operadas como câncer.

Dez por cento da população brasileira têm esquistossomose, distribuída pelo país inteiro; atualmente há 200 milhões de pessoas infectadas no mundo, e ela mata um milhão de pessoas por ano, tanto por infecção de *Schistosoma mansoni* quanto por *S. haematobium* e *S. japonicum*. Suas regiões preferidas são África, sudeste da Ásia, noroeste da América do Sul e algumas ilhas do Caribe. Há 5 crianças infectadas para cada adulto.

A sintomatologia varia muito conforme a resistência do hospedeiro. Os sintomas iniciais, que podem nem existir, costumam ser mal-estar, tosse, dores musculares e abdominais, urticária, fraqueza generalizada, hepatite aguda. Na segunda fase, quando começa a postura de ovos, há aumento do baço, diarréia, indisposição, perda de peso, febre, tosse e outros sintomas alérgicos. Os sintomas da fase crônica vão variar conforme a incidência de granulomas nos órgãos envolvidos. O tratamento deve ser feito por um médico experiente e pode incluir cirurgia.

FASCÍOLAS

Baratinhas-do-fígado

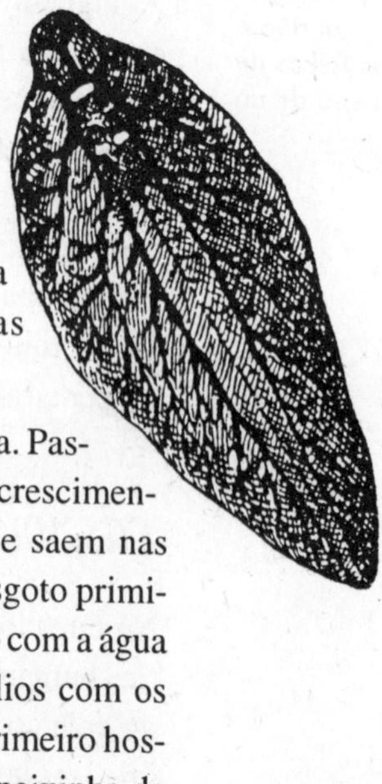

Existem várias fascíolas: a hepática humana, a intestinal humana, a hepática ovina, a pancreática bovina, a hepática do gato, mas todas elas parasitam humanos.

São vermes chatos, em forma de folha. Passam por vários estágios durante seu crescimento. O verme adulto produz ovos que saem nas fezes do hospedeiro. A chuva ou o esgoto primitivo os levam para os rios. Em contato com a água eles liberam miracídios, que têm cílios com os quais se movimentam à procura do primeiro hospedeiro – um caramujo, camarão ou peixinho de água doce. Uma vez dentro, os miracídios se subdividem internamente em bolinhas chamadas rédias, que produzem outras rédias, que produzem cercárias – que são larvinhas com rabo, ou melhor, nadadeira, pois serve para que saiam do hospedeiro e nadem até uma plantinha qualquer. Ali se agarram, a boca feito ventosa, e começam imediatamente a se encistar – ou seja, a formar uma carapaça em volta de si mesmas – enquanto o rabo cai, esperneia e se dissolve na água. A futura fascíola é agora uma metacercária, cisto de paredes duplas, sendo a de fora muito grudenta e a de dentro quase inquebrável.

agrião e outras folhas de beira de rio

Aí alguém come a plantinha, digamos um pé de agrião, na salada. A parede externa do cisto se rompe à menor pressão dos dentes, mas a interna resiste à mastigação e ao suco gástrico e só se dissolve no duodeno. A larvinha que sai de dentro corre então para a parede intestinal e começa a virar adulta, para viver muitos anos e pôr no mundo até mil ovos a cada movimento intestinal do hospedeiro.

Fasciola hepatica

No intestino delgado, os cistos da fascíola hepática humana se abrem e o vermezinho vai viajando pela corrente sanguínea até o fígado, penetra nos tecidos e chega aos dutos biliares, onde se instala. (Esses dutos são os que levam a bile do fígado para a vesícula.) Sua presença ali e as andanças pelo fígado fazem o hospedeiro emagrecer e ficar fraco.

A fascíola hepática apodrece o fígado de ovelhas, animais domésticos e humanos. Em muitos países a fasciolíase em ovinos e bovinos torna a carne imprópria para consumo humano.

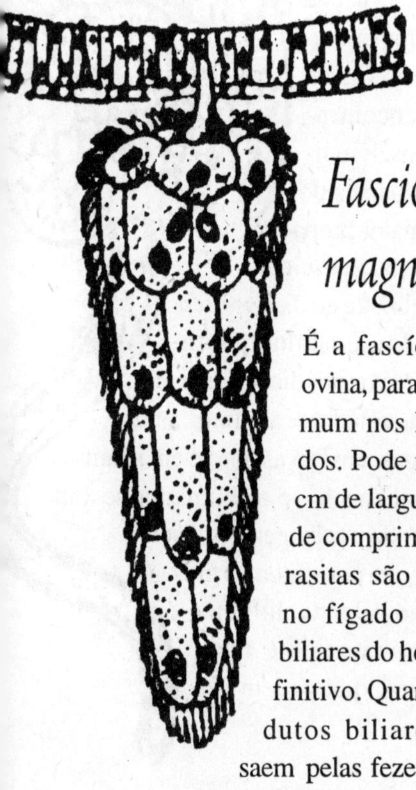

Fascioloides magna

É a fascíola hepática ovina, parasita muito comum nos Estados Unidos. Pode medir até 2,5 cm de largura por 10 cm de comprimento. Os parasitas são encontrados no fígado e nos dutos biliares do hospedeiro definitivo. Quando estão nos dutos biliares, os ovos saem pelas fezes; quando estão no fígado, os ovos ficam presos nos tecidos e causam problemas graves.

Fasciolopsis buski

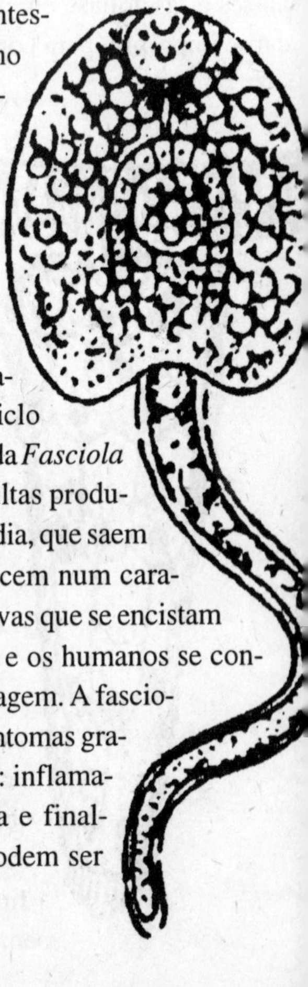

Essa é a tal da fascíola intestinal humana, que vive no intestino delgado de humanos e suínos. Mede até 8 cm de comprimento – um dos maiores trematódeos encontrados em humanos. É muito comum em países do Oriente e seu maior propagador é o porco. Seu ciclo de vida é semelhante ao da *Fasciola hepatica*. As fêmeas adultas produzem até 25.000 ovos por dia, que saem com as fezes e amadurecem num caramujo, do qual nascem larvas que se encistam na vegetação ribeirinha, e os humanos se contaminam comendo a folhagem. A fasciolíase se caracteriza por sintomas graves no intestino delgado: inflamação, úlceras, hemorragia e finalmente abscessos, que podem ser fatais.

CÂNCER: FASCÍOLAS?

A cientista canadense Hulda Clark, Ph.D., N.D., bióloga especialista em biofísica e fisiologia celular, pesquisou durante 21 anos para o governo americano e resolveu prosseguir sozinha. Tem seu próprio laboratório e atende pacientes de câncer, afirmando que já obteve a reversão de centenas de casos. Ela diz que cem por cento de todos os portadores de câncer têm *Fasciolopsis buski*, a fascíola intestinal humana, só que no fígado em vez do habitat natural, o intestino. Segundo ela, esse deslocamento anômalo e fatal é possível graças à presença de poluentes químicos no organismo e à debilidade do sistema imunológico. E sustenta que basta acabar com a fascíola para acabar com o câncer.

Um resumo do trabalho da dra. Clark está em *http://www.CONCENTRIC.NET/~Healthy/cfac/cancerbk.htm*.

Ela diz que os ovos da fascíola entram na corrente sanguínea por minúsculos machucados na parede intestinal, causados pelos mecanismos de fixação do verme adulto, e chegam ao fígado já convertidos em miracídios, que normalmente seriam engolidos pelas células macrófagas. O desastre acontece quando, por alguma razão, a pessoa tem álcool isopropil circulando; ele neutraliza a capacidade protetora do fígado, os miracídios se instalam e produzem rédias com alto poder de multiplicação espontânea – 40 novas rédias por cabeça, que também podem se deslocar para outros tecidos imunologicamente debilitados, como o pulmão dos fumantes, por exemplo, ou o colo do útero ferido. Depois de algum tempo, essas rédias se transformam em cercárias; constroem um cisto em torno de si mesmas e ali viveriam fechadas para sempre, não fosse pela presença no organismo de solventes, como benzeno, que dissolvem o cisto. Pronto: a fascíola está livre para comer nossos tecidos, crescer, casar e ter muitos filhinhos.

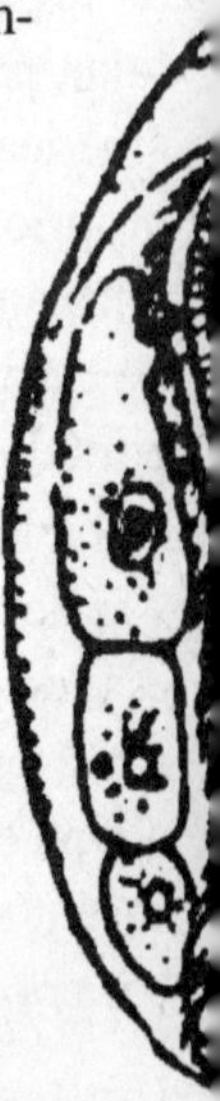

O problema, porém, não fica aí. Essa multiplicação dentro do organismo põe em circulação um agente químico, a ortofosfotirosina, que só a *Fasciolopsis buski* produz. Trata-se de um fator de crescimento que o verme fabrica para si mesmo nos estágios iniciais, mas que serve igualmente para multiplicar as células cancerosas. E, segundo a dra. Clark, esse fator é amplamente reconhecido como sinal de atividade do tumor.

Em suas pesquisas, ela detectou a presença anormal de álcool isopropil no fígado e/ou intestino em 100% dos casos de câncer (mais de 500 casos), com fascíolas se desenvolvendo em vários órgãos e neles produzindo tumores, e também encontrou o solvente benzeno associado com 100% de casos de HIV (mais de 100 casos), com fascíolas intestinais se desenvolvendo no timo. Encontrou ainda aflatoxina B, produzida por fungos, e reconhecidamente cancerígena, na maioria dos pacientes.

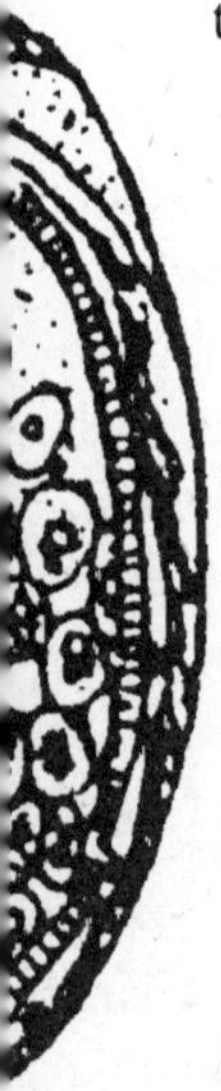

Esta cientista está convencida de que nós, humanos, só temos dois problemas de saúde: parasitas e poluição. Diz que a fascíola, quando se instala nas paredes do útero, provoca cólicas e sangramento menstrual fora de época; se sair, pode levar pedaços do endométrio para a cavidade abdominal e gerar endometriose. Nos rins causa lúpus e mal de Hodgkin. Se completar seu ciclo no cérebro, causa mal de Alzheimer e esclerose múltipla. Se for no pâncreas, dá diabete. No timo, vai produzir baixa imunidade e favorecer a ação dos vírus da aids. Se invadir os músculos causa distrofias. No intestino é responsável pelo mal de Crohn, e o sarcoma de Kaposi também seria obra dela.

A dra. Clark tem uma idéia surpreendente sobre as pedras da vesícula: que elas se formam em torno de parasitas do sistema hepático, mortos e já apinhados de bactérias. Não aparecem nos raios-x e ultra-sons porque, em sua maioria, não são calcificadas. Vão entupindo os dutos biliares, impedem a bile de fluir, e isso faz aumentar o nível de colesterol no sangue. Em seu livro *The cure of all diseases* ela mostra fotos dessas pedras que lembram a forma das fascíolas.

Sobre câncer, o cenário que a dra. Clark desenha não é menos dramático: como o tecido invadido pela fascíola não recupera mais sua imunidade, vira albergue para todo tipo de parasitas e o tumor canceroso é um foco de vermes, bactérias, fungos e vírus, cheio de toxinas, álcool isopropil, fréon, metais pesados como cobre, mercúrio e níquel, venenos como arsênico e componentes de agrotóxicos e pesticidas. E os cistos de seios e ovários, diz ela, são cheios de micélios, a forma avançada dos fungos.

Muito enfática em suas afirmações, a dra. Clark deixa de lado o rigor científico quando divulga seus achados, o que cria uma enorme margem de dúvidas quanto à seriedade do seu trabalho; mas nunca foi contestada oficialmente e divulga aos quatro ventos sua fórmula para acabar com vermes, que está no capítulo sobre tratamentos.

Mas acentua que, depois da limpeza, o mais importante é recuperar a imunidade, banindo da alimentação fontes de álcool isopropil como bebidas gaseificadas, café descafeinado, sucos de fruta engarrafados e açúcar branco. Esse álcool é muito presente em cosméticos, xampus e outros produtos para cabelo; ela diz para bani-los e não usar nada que tenha "propil" no meio.

Há nos Estados Unidos uma crescente mania de limpeza intestinal através de *colonics,* lavagens intestinais em que água e outros produtos penetram profundamente no cólon. Síndrome de um país onde a prisão de ventre se tornou regra. Pessoas que trabalham com isso dão testemunho de uma enormidade de vermes intestinais saindo da maioria dos clientes, todos adultos, urbanos, de primeiro mundo e sem sintomas claros de verminose, mas cheios de problemas de saúde.

Diz o parasitologista americano Geoffrey Lapage, em seu livro *Animals parasitic in man*: "Não há parte do corpo humano, bem como de outro hospedeiro qualquer, que não seja visitada por algum tipo de animal parasitário em algum momento de sua história de vida."

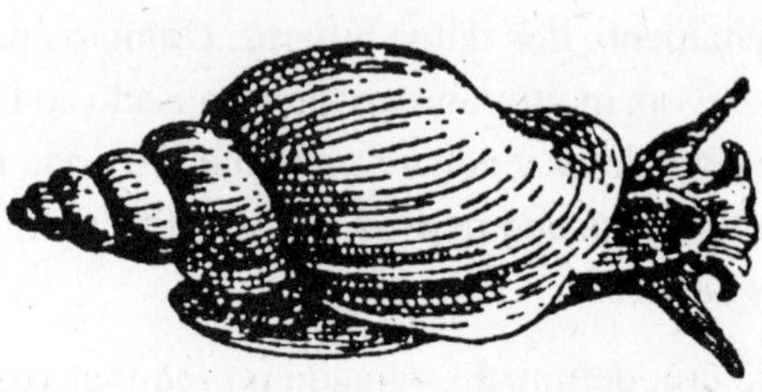

caramujos são hospedeiros intermediários de vários trematódeos. Tilápias e peixes dourados ajudam a reduzir os caramujos

VERME HEPÁTICO CHINÊS/ORIENTAL

Clonorchis sinensis

Ele mede entre 10 e 25 mm e vive nos dutos biliares de humanos e outros mamíferos. A clonorquíase é uma doença comum na China, Vietnã, Coréia e Japão, e é adquirida comendo peixe de água doce contaminado pela larva. Estima-se em 30 milhões o número de pessoas infectadas. O verme vive de 10 a 20 anos no hospedeiro e faz com que o revestimento interno dos dutos biliares fique grosso, o que provoca uma inflamação nos tecidos hepáticos adjacentes; pode haver degeneração do tecido dos dutos e os ovos do parasita entrarem no tecido hepático; nesse caso as defesas do hospedeiro providenciam uma cápsula fibrosa, um granuloma, em torno dos ovos. Pode haver bloqueio total ou estreitamento dos dutos biliares. Como os parasitas vivem muitos anos, o dano causado ao fígado e seus dutos tende a se acumular e pode matar. O diagnóstico depende da identificação dos ovos nas fezes.

Peixe cru, defumado, salgado ou seco: em qualquer um destes pode estar a larva. Logo em seguida à infecção podem aparecer sinais de indigestão, mais tarde seguidos por aumento e sensibilidade do fígado e uma leve icterícia. Freqüentemente não há sintomas. Infestações grandes (a partir de 20.000 vermes) podem envolver o pâncreas e a vesícula biliar e estar associadas ao acúmulo de fluido no abdome e sinais de intoxicação geral. Não existe tratamento satisfatório contra clonorquíase; algum sucesso foi obtido com agentes como cloroquina, que são tóxicos para o verme. A prevenção se faz cozinhando bem os peixes de água doce e tomando cuidado para não contaminar nada durante o preparo.

VERME DO PULMÃO

Paragonimus westermani

Há muitas variedades de *Paragonimus*, mas a que normalmente infesta os humanos é a *P. westermani*, encontrada nos pulmões.

São vermes robustos, medindo 10 mm de comprimento, 5 mm de largura e 5 mm de profundidade, e parecem grãos de café. Produzem ovos que vão para as passagens de ar dos pulmões e saem junto com a tosse e o escarro, ou são engolidos e saem pelas fezes. Os ovos amadurecem e soltam larvas, e o primeiro hospedeiro intermediário é um caramujo. As larvas, já no estágio de cercárias, infectam um segundo hospedeiro, caranguejo ou camarão-de-água-doce (pitu), e o hospedeiro definitivo é infectado quando come a carne com o cisto do verme. O cisto se abre no intestino delgado, a larva imatura penetra na parede intestinal, migra pela cavidade abdominal, atravessa o diafragma e finalmente chega aos pulmões. As infecções pulmonares raramente são fatais, mas os vermes são encontrados freqüentemente em lugares estranhos como cérebro, coração e medula espinhal, e aí podem matar.

Não se costuma comer caranguejo e camarão-de-água doce crus, mas a metacercária permanece viva em conservas tipo picles ou marinada, e é assim que se dá a transmissão – além, é claro, de mãos e utensílios de cozinha contaminados.

No Japão não é raro encontrar pessoas infectadas por *Paragonimus westermani e P. miyazakii*; o diagnóstico geralmente aponta câncer de pulmão ou tuberculose. No pulmão, o verme fica encapsulado num cisto produzido pela reação imunológica do hospedeiro. Eventualmente invade o cérebro. Na radiografia aparece uma massa calcificada.

EURITREMAS

Eurytrema pancreaticum

Esse parasita vive nos dutos pancreáticos e gosta de humanos, bovinos, ovinos, suínos, macacos e camelos. É encontrado em muitos lugares do Oriente e algumas áreas da América do Sul. Seu ciclo de vida envolve dois hospedeiros intermediários, o caramujo e o gafanhoto, num processo de amadurecimento que leva dois anos. A infecção do hospedeiro definitivo se dá quando ele come o gafanhoto ou algum hospedeiro infectado.

Vários pesquisadores, entre eles a dra. Hulda Clark, afirmam que a infestação do pâncreas por vermes causa diabete. O *Eurytrema* cava caminhos nos próprios tecidos pancreáticos, produzindo neles uma verdadeira devastação. Segundo o médico Michel Briamonte, em seu site *WellnessWeb*, alguns pacientes diabéticos puderam normalizar totalmente suas taxas de glicose e suspender os remédios depois de fazer um programa completo de vermifugação. O ideal seria que exames de fezes detalhados pudessem apontar a existência do parasita, mas isso é difícil; a melhor maneira de saber se eles são os culpados é fazer uma limpeza parasitária rigorosa e checar os resultados.

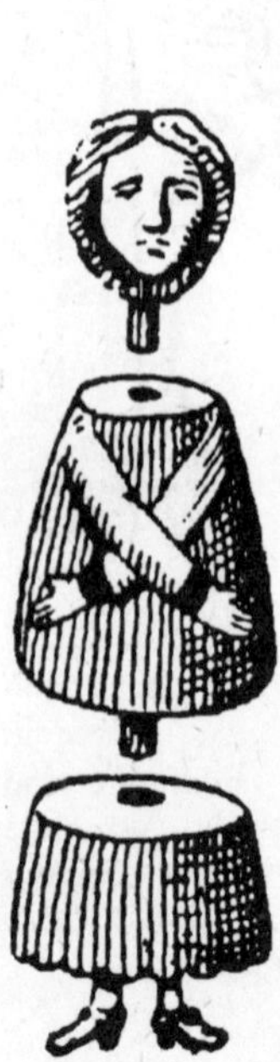

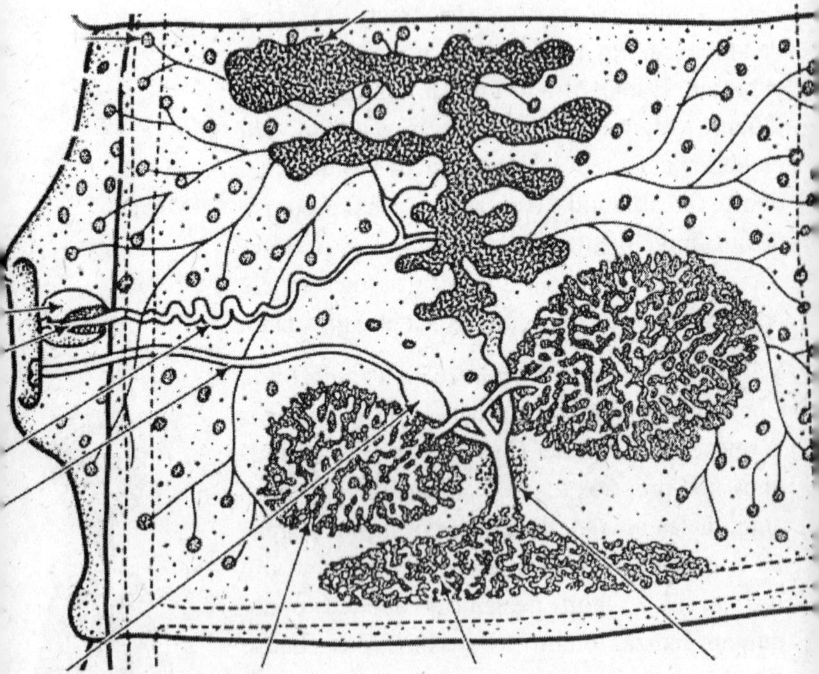

esta linda
paisagem
oriental é uma
proglote
madura
de tênia

TÊNIA, SOLITÁRIA

Taenia solium
Taenia saginata

A primeira notícia é que a solitária costuma estar acompanhada, portanto não faz jus ao nome. A segunda é que existem várias tênias. Algumas infestam cães e gatos, mas só duas, e das maiores, adotam humanos como hospedeiros definitivos – a *T. solium*, que tem o porco como intermediário, e a *T. saginata*, cujo ciclo é feito através do boi. As larvas penetram na carne desses bichos, formam em torno de si uma carapaça duríssima chamada cisticerco e ficam esperando. O capítulo seguinte se dá quando o humano come essa carne de boi ou de porco, crua ou mal cozida, contendo o tal do cisticerco. Ele resiste à mastigação e ao suco gástrico mas se rompe alegremente assim que chega ao intestino delgado do hospedeiro, deixando sair o projeto de verme, que ali se instala para crescer, amadurecer, produzir mais ovos, causar obstruções intestinais, apendicite, anemia, fraqueza, fome absurda, etc.

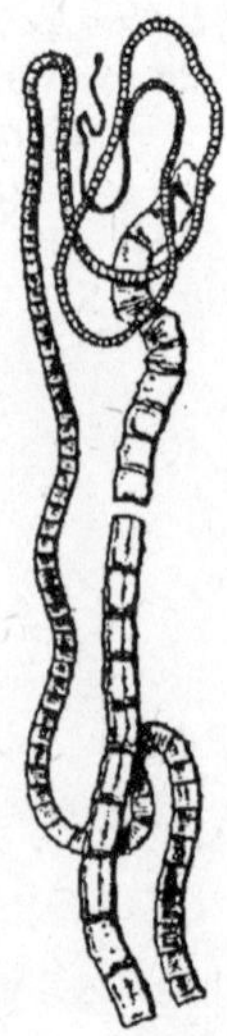

As tênias são achatadas, podem medir de 1 milímetro a 15 metros e invadem humanos, animais domésticos, peixes e todos os tipos de vertebrados, além de alguns invertebrados. A cabeça, ou escólex, é minúscula e tem ganchos e ventosas que servem para ela se agarrar na parede intestinal, mas não tem boca nem sistema digestivo. A absorção de nutrientes é feita por pequenas saliências em seu tecido externo, muito semelhante em estrutura e função ao revestimento do nosso intestino delgado. A tênia também não tem propriamente um corpo: de sua cabeça vão nascendo inúmeras partes autodestacáveis chamadas proglotes, na verdade ovários, cada qual com um kit sexual completo. As proglotes vão saindo do hospedeiro aos poucos, inteiras ou desmanchadas, junto com as fezes ou sozinhas. Cada uma pode conter até 40.000 ovinhos, que se espalham por onde der – chão, móveis, roupas, utensílios domésticos, lençóis, tapetes, banheiros, maçanetas, mãos, boca e sabe-se lá o que mais – na esperança de um intermediário que os engula.

o que a ciência reconhece como tóxico para platelmintos (tênia, fascíola e outros vermes chatos): sementes de abóbora (*Cucurbita maxima*), rizomas de *Dryopteris filix-mas*, óleo de *Chenopodium ambrosiodes var. anthelminticum*, cascas, raízes da romãzeira (*Punica granatum*)

Quem come peixe cru, sobretudo salmão, peixe-espada, truta e perca, também corre riscos: costumam ter cistos de *Dibothriocephalus latus* ou *Diphyllobothrium latum*, cestódeos dos peixes. Daí a importância de comer a conserva de gengibre e a pasta de wasabi junto com os sushis e sashimis: além de aquecerem a digestão com seu sabor picante, ambos têm substâncias teoricamente capazes de aniquilar larvas e cisticercos.

Muitas vezes a pessoa infectada não apresenta sintomas. Alguns sinais importantes são: dores na parte superior da barriga, diarréia, perda de peso inexplicável, fraqueza, fadiga, respiração curta, anemia – e proglotes, mais raramente ovos, nas fezes ou na roupa íntima.

Quando se usa um vermífugo contra ela, a tênia deve sair inteira – se a cabecinha ficar lá dentro, o processo de crescimento começa de novo.

Cisticercose

para achar um cisticerco no corpo, só fazendo tomografias

Embora a tênia não incomode tanto quanto outros vermes, há sempre a ameaça de gerar cisticercose, ou seja, a infecção da carne do hospedeiro humano. Acontece porque às vezes as proglotes erram o caminho e sobem para o estômago, depois descem de novo para o intestino delgado e isso amadurece os ovos, que liberam larvas. Ou então a pessoa, inadvertidamente, ingere um minúsculo ovo, oriundo de sua própria tênia, que também se abre e libera larvas. Estas penetram nas paredes do intestino delgado e entram na corrente sanguínea, seguindo viagem para qualquer órgão do corpo, onde se estabelecem e passam ao estágio de cisticercos, chegando a um tamanho que varia de meio a vinte centímetros de diâmetro. O que isso acarreta? Depende da quantidade, do tamanho dos hóspedes e de onde eles vão parar. No olho, um só pode causar cegueira. Na espinha dorsal, paralisia. No cérebro, a neurocisticercose pode fazer lesões irreparáveis.

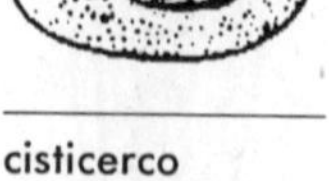

cisticerco

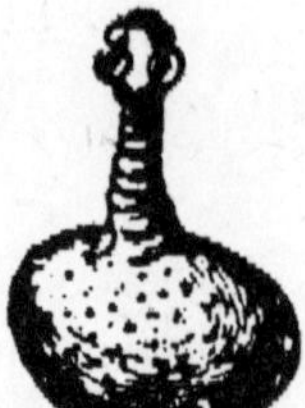

virando gente, digo, verme

CISTOS HIDÁTICOS

Echinococcus granulosus

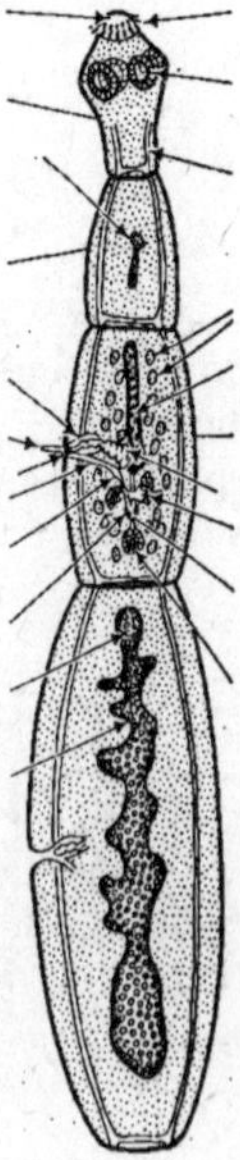

Ele é um cestódeo, como a tênia, de meio centímetro de comprimento, que tem três proglotes e vive no intestino delgado do cão, e até aí tudo bem. Os ovos saem pelas fezes e são ingeridos pelo hospedeiro intermediário, que pode ser qualquer vertebrado de sangue quente, incluindo humanos; abrem-se no intestino delgado e liberam larvas que atravessam as paredes intestinais e entram no sistema circulatório, por onde podem chegar a qualquer lugar do corpo, mas preferem o fígado, os pulmões e o sistema nervoso central.

Aí tudo mal: instalam-se e crescem até formar o que se chama de cisto hidático.

Cistos hidáticos podem crescer até 15 cm de diâmetro. No seu interior vivem milhares de projetos de escólex (a locomotiva do verme), cada qual com a capacidade de tornar-se um verme adulto se for ingerido pelo cachorro.

cestódeo quer dizer em forma de fita ou cinto

Um ou vários cistos pequenos no fígado podem passar despercebidos durante muitos anos, mas um grande leva à morte. No cérebro, as conseqüências são graves e irreversíveis. Se por azar um cisto se rompe dentro do humano, durante uma cirurgia ou numa contusão, por exemplo, milhares de novos cistos hidáticos vão surgir, espalhados por todos os lugares do corpo.

A doença se chama hidatidose.

ESPARGANAS

Spirometra erinaceieuropaei

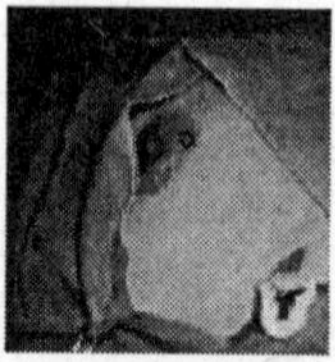

o que pulou pra fora do seio daquela paciente era um plerocercóide (larva) de *Spirometra*

foto do dr. Nobuaki Akao, Universidade de Tóquio

O problema aqui é com a larva (plerocercóide) do bicho, chamada espargana, que dá no mundo inteiro. A transmissão acontece quando o humano bebe água contaminada por microscópicos crustáceos infectados ou come a carne mal cozida de algum hospedeiro secundário, que pode ser mamífero, anfíbio ou réptil: engole a larvinha junto.

Uma vez no humano, a espargana migra para qualquer tecido do corpo e cresce até 12 cm. Se estiver próxima à superfície, o caroço aparece; se não...

A patologia associada depende dos órgãos envolvidos, do tamanho e do número de esparganas. Infecções consistindo de uma ou duas esparganas na musculatura profunda podem não provocar maiores sintomas e passar despercebidas. Infecções nos olhos podem cegar, e nos tecidos subdérmicos resultam em dolorosos caroços com falso diagnóstico de câncer.

Nos Estados Unidos foram registrados vários casos de esparganose ocular em mulheres que, lidando com peixe, coçaram os olhos com as mãos contaminadas.

um homem de 55 anos chegou ao Hospital da Universidade de Nara, no Japão, com a barriga enorme e sintomas de teníase

400 ml de uma droga foram introduzidos em seu duodeno através de um tubo

o verme em forma de fita moveu-se rapidamente para o cólon descendente e saiu com tudo

media 273 cm e o escólex tinha cara de ET

HIMENOLEPIS

Hymenolepis nana e H. diminuta

Os ovos dessas senhoras saem nas fezes de ratos, camundongos e humanos, seus hospedeiros definitivos, e são comidos por larvas de pulgas e carunchos, que por sua vez reinfectam ratos, camundongos e humanos que engolirem as pulgas e os carunchos.

Diferente das outras espécies de cestódeos, o ciclo de vida das himenolepis não depende de hospedeiro intermediário. Se os ovos forem ingeridos por um hospedeiro definitivo apropriado, vão amadurecer no intestino delgado e liberar uma larva (hexacanto) que vai formar um cisticerco aninhado na mucosa intestinal; este, quando pronto, move-se para a superfície do intestino (chamada de luz ou lúmen intestinal), cresce e se reproduz.

As infecções ocorrem principalmente em crianças, provocando irritação, ansiedade, insônia, dores abdominais, perda de peso, eosinofilia e mais raramente sintomas nervosos, como cianose, perda de consciência e convulsões.

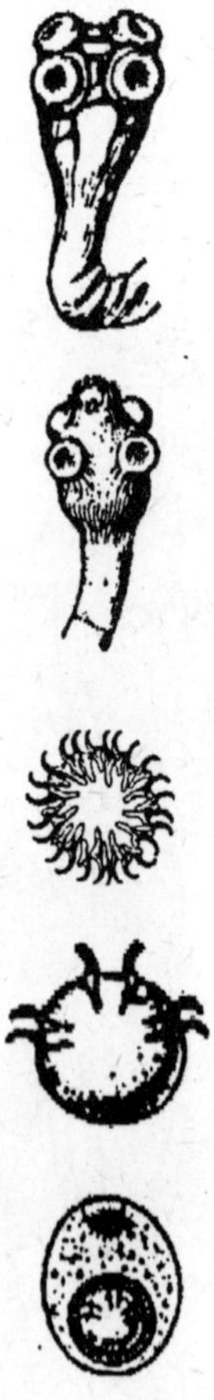

cabeças, ganchos e ovo de *T. saginata* e *T. solium*

DIPILÍDIOS

Dipylidium caninum

Você reconhece o *Dipylidium* quando vê nas fezes do gato ou do cachorro uma coisinha que parece um grão de arroz e se mexe por contrações. A coisinha não é o verme, é a proglote de um cestódeo que, cheia de ovinhos, vai pela estrada afora conquistar a vida. Larvas de pulgas e carunchos (insetos da farinha e dos cereais) comem os ovinhos, aí o cachorro ou o gato ou a criança engolem as pulgas e os carunchos e se reinfestam.

O verme pode crescer até 20 cm e se desenvolve em humanos também.

DIPLOGONOPORUS

Diplogonoporus grandis

É uma tênia de baleias e outros mamíferos marinhos, que passa através de peixe cru ou mal cozido e se desenvolve em humanos; um diplogonoporus adolescente pode ter uns 3 metros. Foram relatados mais de 200 casos recentes no Japão.

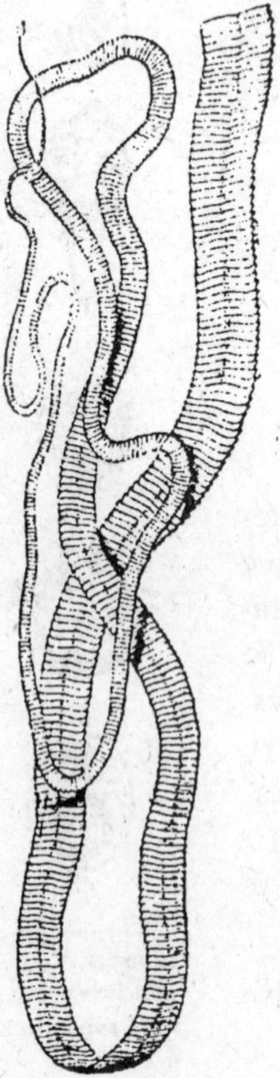

BOTRIOCÉFALOS

Diphyllobothrium latum

Esta é a tênia dos lagos, que pode medir de dois a vinte metros. Seus ovos liberam larvas que são engolidas pelos ciclopes, minúsculos crustáceos das águas paradas; em vinte dias já viraram larvas infectantes. Um peixe come o ciclope e a larva cresce dentro dele. Se outro maior comê-lo, ela continuará crescendo e se enquistando dentro do novo hospedeiro até atingir um mamífero num peixe mal cozido, para virar adulta em cinco ou seis semanas.

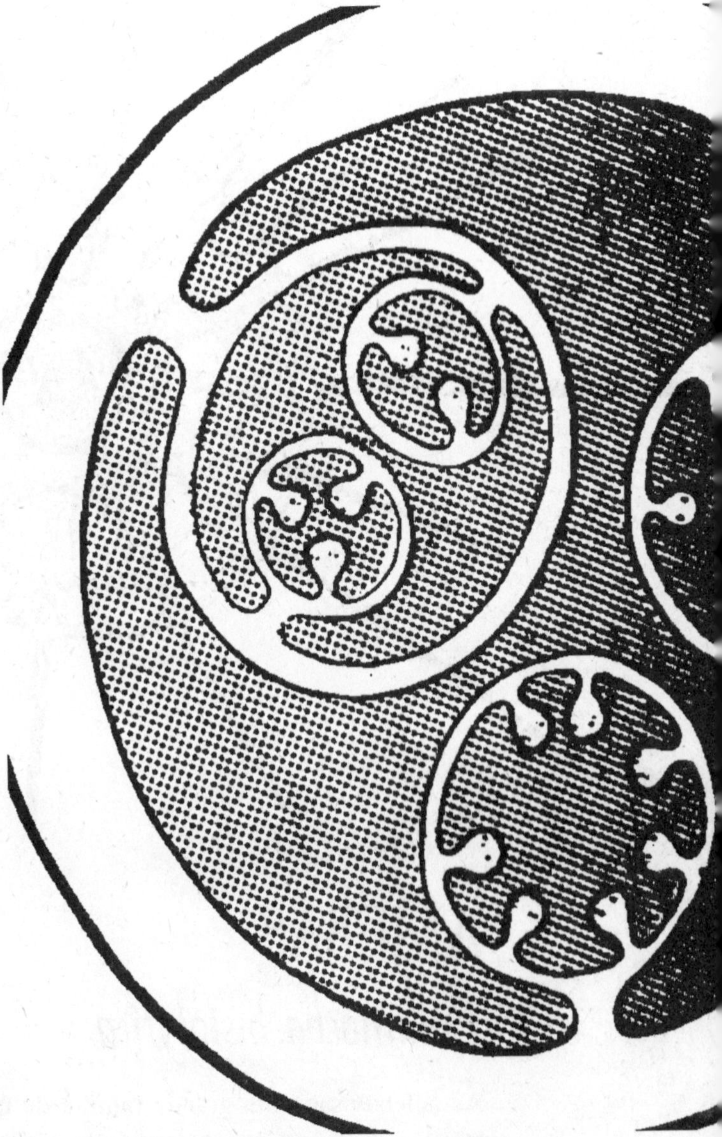

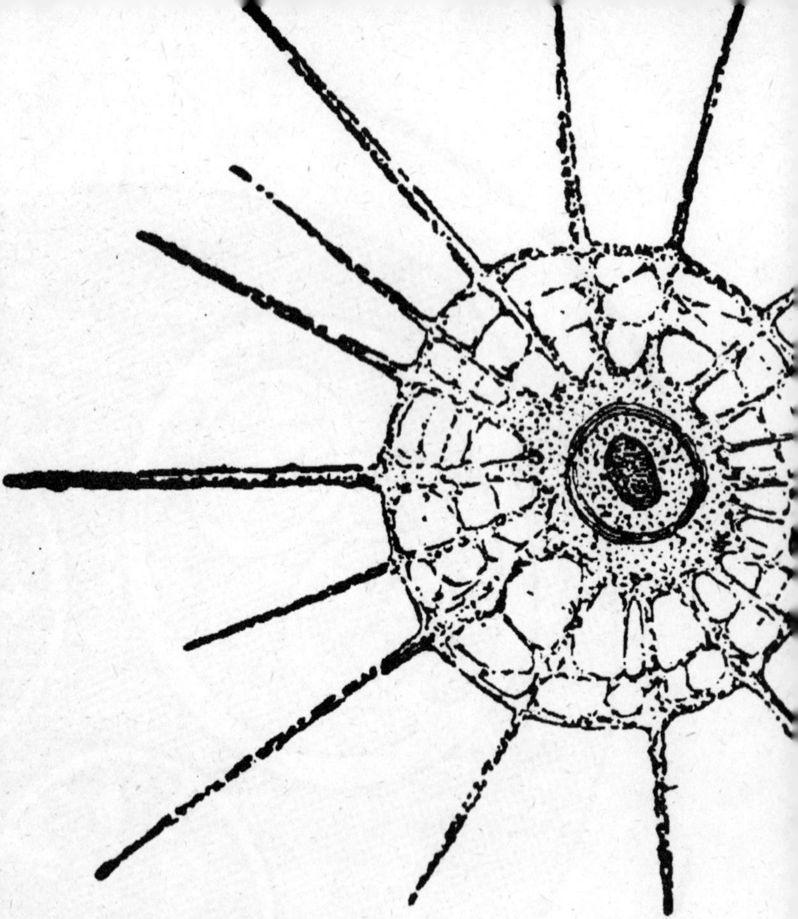

AMEBAS

Entamoeba histolytica

As amebas são uma grande família de unicelulares que gostam de humanos. *Entamoeba hartmanni, Entamoeba coli* e *Endolimax nana* são comensais do intestino grosso; *Entamoeba gingivalis* vive serenamente nas gengivas e no tártaro dentário de macacos, cães e humanos; e *Entamoeba histolytica* é o parasita intestinal que causa problemas sérios – pode destruir os tecidos que revestem o intestino grosso e provocar lesões graves em vários órgãos.

Passa de pessoa para pessoa através de cistos e é disseminada também por moscas e baratas. Frutas e vegetais crus, manipulados por pessoas infectadas, lavados em água contaminada ou fertilizados com fezes humanas, certamente estão cheios de amebas; elas também podem vir dos canos de banheiros velhos e sujos, das notas de dinheiro, do papel do pão.

Muita gente hospeda amebas sem sentir nada. Quando há sintomas, os mais comuns são diarréia que pára e volta, podendo alternar com prisão de ventre; cólicas e vontade de evacuar, mas não sai nada; fezes moles e fedidas, com muito muco, às vezes com sangue; gases, fadiga, dores musculares; raramente, febre. A infecção é mais virulenta se o hospedeiro estiver subnutrido e se consumir muito amido (cereais, mesmo integrais, pão, massas, farinhas, batatas). A presença de bactérias também é um fator fundamental para o desenvolvimento da doença.

A fase *minuta* das amebas, em que são muito pequenas, é aguda e se caracteriza por diarréia com sangue e muco. Isso porque, quando o hospedeiro está fragilizado ou há alterações na flora intestinal, as amebas começam a comer a submucosa do intestino grosso, geralmente as curvinhas do cólon de um lado e outro da cintura.

o leite humano contém uma enzima capaz de matar formas vegetativas de *Giardia lamblia* e *Entamoeba hystolitica*

Essa fase aguda dá lugar a outra, *magna*, crônica, em que as amebas vão continuamente formando cistos em torno de si mesmas e se dividindo em quatro outras amebas, todas instaladas na submucosa intestinal, abrindo úlceras de vários tamanhos que só cicatrizam depois do tratamento. Na fase crônica há poucos sintomas, geralmente vagas dores abdominais, com ou sem diarréia de vez em quando; essa fase pode durar muitos anos, com a ameba produzindo enorme quantidade de cistos – quatro que vão se multiplicando por quatro infinitamente e muito rápido.

leia também sobre a *Dientamoeba coli* junto aos oxiúros, página 94

Não raro as amebas entram na circulação sanguínea e acabam invadindo pâncreas, pulmões, cérebro e fígado; deixam áreas necrosadas conhecidas como abscessos amebianos. As seqüelas incluem ainda infecção do pericárdio, a membrana que reveste o coração, e infestação do períneo.

Como a disenteria amebiana é muito parecida com a bacteriana, o diagnóstico só pode ser feito através de análise das fezes. A recomendação para fases agudas é seguir uma dieta rica em proteínas e pobre em fibras e carboidratos, e tomar muito líquido.

Detalhe: quando o hospedeiro está tomando antibióticos, a produção de cistos amebianos desaparece e só volta algum tempo depois, quando a flora bacteriana é restabelecida.

dor de cabeça é um sintoma de giardíase

GIÁRDIAS

Giardia intestinalis

Atende também por *Giardia lamblia* e *Lamblia intestinalis* e é um parasita muito comum no intestino humano. Pudera: uma pessoa infectada elimina, pelas fezes, entre 300 milhões e 14 bilhões de cistos infectantes por dia. Sempre? Não. Há períodos de 7 a 10 dias em que não sai nada, justamente quando o hospedeiro resolve fazer um exame de fezes. Daí a importância de repetir exames que dão resultado negativo.

A giárdia se transmite através de água contaminada por fezes que contêm cistos; estes amadurecem no intestino delgado e os parasitas se agarram na mucosa. Embora não invadam os tecidos, como as amebas fazem no intestino grosso, se a infestação for grande os parasitas vão cobrir grande parte do revestimento intestinal.

Se o hospedeiro já tiver alguma imunidade desenvolvida contra giárdia, pode viver infectado para sempre sem desenvolver a giardíase. Que geralmente surge de uma a três semanas após a ingestão dos cistos e apresenta diarréia amarelada (com eliminação de gordura), dores abdominais, falta de apetite, insônia, irritabilidade, emagrecimento e sinais de deficiência de vitaminas A, E, D e K. Segundo Nilo Cairo, médico, em seu *Guia de Medicina Homeopática*, a dor de cabeça é um sintoma constante da giardíase. Ele observa que "há diarréia quando os flagelados multiplicam-se rapidamente sob forma vegetativa, e, ao contrário, uma prisão de ventre quando enquistados. As fezes são envernizadas por um muco tanto mais abundante quanto mais intensa a infestação".

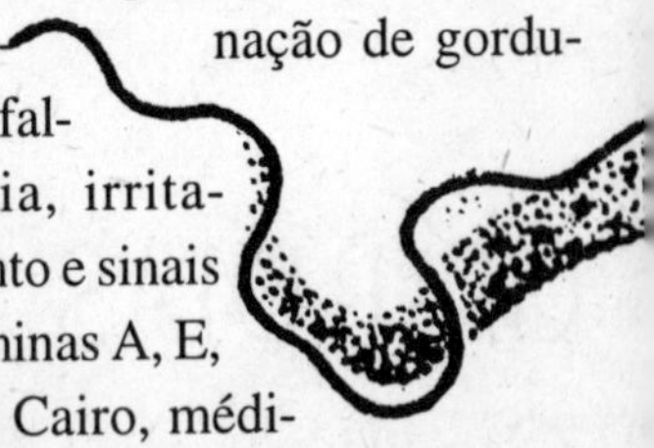

A giárdia afeta mais crianças e adolescentes do que adultos. Ferver a água e cozinhar os alimentos destrói os cistos, e filtros de vela conseguem retê-los.

TRICOMONAS

Trichomonas vaginalis

Tricomoníase é uma infecção ou inflamação causada por um minúsculo parasita, *Trichomonas vaginalis,* que vive no trato geniturinário inferior de homens e mulheres e é transmitido por contato sexual. Afeta vagina, uretra, bexiga e próstata. Os homens em geral não apresentam sintomas; nas mulheres o sinal mais evidente de inflamação é um corrimento fedido que costuma aparecer alguns dias depois da menstruação. Também surgem dores, coceira e vermelhidão em toda a vulva, e urinar pode ser doloroso. O parasita pode viver anos a fio na pessoa sem causar incômodo, desde que as defesas do organismo estejam bem. Quando há alguma queda nas taxas de imunidade ele cresce e aparece.

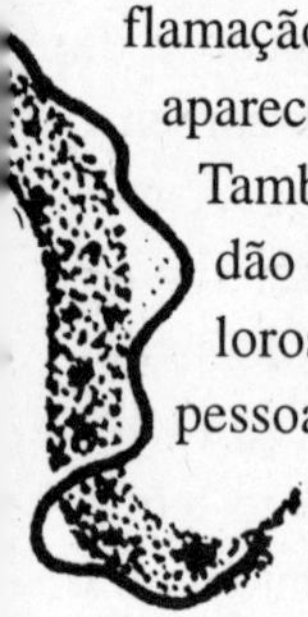

As medidas de prevenção incluem usar somente calcinhas de algodão, evitar jeans apertados e calças grossas durante o verão, evitar piscinas e banhos de banheira, não ficar de maiô molhado.

MAL DE CHAGAS

Trypanosoma cruzi

Existem várias espécies de tripanossomas, mas só o *T. cruzi* causa a tripanossomíase ou mal de Chagas, que tem esse nome por ter sido estudado por um cientista brasileiro, Carlos Chagas. Ataca humanos, caninos, felinos e roedores, e pode viver dentro das células (amastigota) ou livre no sangue (tripomastigota).

É transmitido por cerca de 30 besouros da subfamília *Triatoma*, o barbeiro, bicho-barbeiro, bicho-de-frade, bicho-de-parede, bicudo, cascudo, chupança, chupão, chupa-pinto, fincão, furão, gaudério, percevejão, percevejo-do-sertão, percevejo-gaudério, procotó, rondão, vunvum, que se alimenta de sangue e ao mesmo tempo defeca em quem lhe dá de comer. Junto com o sangue ele ingere os projetos de parasita, que dentro do besouro se reproduzem assexuadamente e saem pelas fezes enquanto o besouro se alimenta no hospedeiro.

As tripomastigotas metacíclicas entram no corpo do hospedeiro através do buraquinho que o besouro faz ou pelas membranas mucosas da boca, do nariz e dos olhos. No hospedeiro, o mal de Chagas afeta primeiro o sistema nervoso e o coração. Infecções crônicas produzem várias desordens neurológicas, incluindo demência, além de danificar o músculo cardíaco e provocar grande dilatação do cólon e do esôfago. Sem tratamento, a infecção é fatal.

Um primo africano do *T. cruzi*, *T. gambiense*, causa a doença do sono, transmitida pela mosca tsé-tsé, uma dentre muitas *Glossinae*, quase todas transmissoras de parasitas.

MALÁRIA

Plasmodium vivax, ovale, falciparum e malariae

Infecção importante e difícil de tratar, recorrente, típica de regiões tropicais e subtropicais, caracterizada por ataques periódicos de calafrios e febre, anemia, aumento do baço e complicações freqüentemente fatais. Afeta as células e os vasos sanguíneos, o fígado, o sistema nervoso central (incluindo cérebro, meninges e medula espinhal) e nervos periféricos. Dá também em gorilas, macacos, ratos, pássaros e répteis. É causada por várias espécies de plasmódios, parasitas do gênero *Plasmodium*, que são transmitidos aos humanos por mosquitos *Anofeles*, dos quais existem mais de 60 tipos pelo mundo afora; distingue-se o anofelino dos outros mosquitos porque ele pousa como se fosse um prego espetado, o que lhe vale o nome de mosquito-prego. *Plasmodium vivax* produz a forma mais disseminada da doença, e *P. falciparum* é o que causa os sintomas mais severos.

Malária é uma das infecções mais antigas do mundo. Seu território, bem delimitado: lugares quentes e úmidos da América Latina, Ásia e África, onde o mosquito tem facilidade de se desenvolver. Cinco mil anos atrás já era conhecida no Egito, e até hoje não se conseguiu grandes avanços contra ela. Estimativas recentes apontam 1,5 bilhão de pessoas vivendo em áreas onde a doença é endêmica, 500 milhões de pessoas infectadas e 1 a 2 milhões de mortes por ano. No Brasil ela é comum na região norte, sobretudo na Amazônia.

O ciclo da malária exige um hospedeiro intermediário específico, que é a mosquita anofelina. Ela precisa de sangue para fertilizar seus ovos, e ao sugar uma pessoa infectada ingere os plasmódios. Alguns deles são sexuados e se acoplam dentro do estômago da mosquita, formando um ovo cheio de larvinhas que nascem e passam através da saliva (da mosquita) para a pessoa seguinte que ela picar.

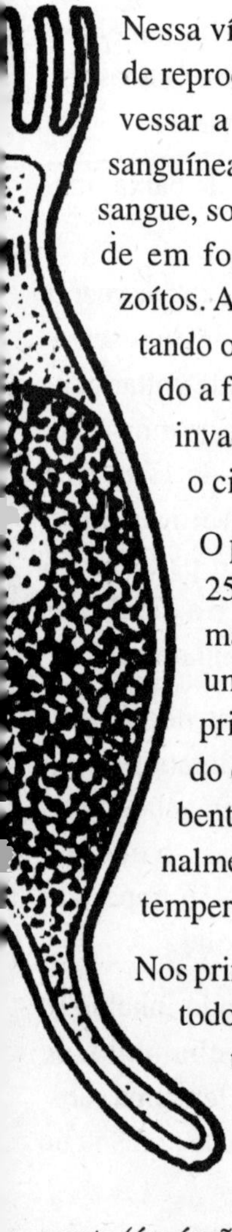

Nessa vítima as larvas têm um outro ciclo de reprodução, assexuado. Depois de atravessar a pele o parasita entra na corrente sanguínea, invade um glóbulo vermelho do sangue, sofre duas transformações e se divide em formas menores chamadas merozoítos. Aí a célula sanguínea se rompe, soltando os merozoítos no sangue e causando a febre e os calafrios. Os merozoítos invadem outros glóbulos vermelhos e o ciclo se repete.

O primeiro ataque acontece entre 8 e 25 dias após a picada. Os ataques de malária duram poucas horas ou até um dia inteiro e têm três estágios: primeiro tremores e calafrios (quando os glóbulos vermelhos estão arrebentando), depois febre altíssima e finalmente um suor abundante, que faz a temperatura voltar ao normal.

Nos primeiros dias da infecção há ataques todos os dias, depois a cada dois ou três dias, e podem continuar por anos a fio se não for feito o tratamento. As pessoas ficam anêmicas e muito fracas, o baço aumenta (é o órgão responsável por eliminar do sangue as células degeneradas) e muitas outras complicações afetam a pessoa. Por exemplo, os glóbulos parasitados tendem a se aglomerar e bloquear pequenos vasos sanguíneos. Outros sintomas são dor de cabeça, fadiga, náusea.

Crianças e adultos subnutridos ou de baixa imunidade não sobrevivem à malária.

O tratamento, à base de quinina, é extremamente tóxico mas costuma dar resultado em duas semanas – o que não impede a infecção de voltar mais tarde. A quinina, extraída da casca de uma árvore chamada cinchona, é usado desde 1700 para aliviar as febres da malária. Outras drogas foram desenvolvidas neste século, mas o parasita desenvolveu resistência a todas elas e a incidência de malária vem aumentando continuamente.

A prevenção externa se faz combatendo o mosquito com inseticidas, secando pântanos e evitando águas paradas de qualquer tamanho (de lagos e piscinas a pratinhos de plantas); o mosquiteiro e as telas de janela também são importantes, pois a mosquita pica mais à noite.

A prevenção interna se faz comendo inhame (o pequeno, cabeludo, também chamado de inhaminho ou inhame chinês), que tem uma substância que impede a sobrevivência do parasita no sangue.

O inhame é nativo dos mesmos lugares quentes e úmidos da América Latina, Ásia e África onde a malária é endêmica. Em suas diversas formas, era alimento cotidiano da maioria da população que sobreviveu nessas paragens. Aldeias inteiras da África morreram de malária quando os ingleses foram lá plantar seringueiras para fazer borracha e acabaram com as roças de inhame.

LEISHMÂNIA

Leishmania spp.

São protozoários que infectam muitos vertebrados, incluindo humanos, cachorros e roedores. Quem transmite o parasita é uma mosquinha do gênero *Lutzomyia*, dentro da qual o parasita se reproduz assexuadamente; já no humano, entra numa célula e se reproduz de novo, e quando essa célula morre os parasitas são liberados e infectam muitas outras. Os sintomas e a patologia da leishmaniose resultam dessa matança de células.

Há três formas principais de leishmaniose, que dependem tanto da espécie que ataca quanto das defesas do hospedeiro. Uma é cutânea, produz erupções pequenas ou grandes na pele dos pés, pernas, mãos ou rosto, e geralmente sara sozinha em alguns meses. Outra é mucocutânea, também chamada espúndia. Pode afetar as membranas mucosas da boca e do nariz destruindo lábios, garganta, palato e laringe e produzindo deformações horríveis. A terceira é visceral, também chamada calazar; invade fígado, baço, medula óssea; os sintomas aparecem dois meses ou mais depois da infecção e incluem febre, redução na taxa de glóbulos brancos, perda de peso e aumento do fígado e do baço.

calazar

Se não forem tratadas, tanto a forma visceral quanto a mucocutânea podem matar.

A ocorrência é principalmente nas Américas Central e do Sul, África Central e partes do sul e do centro da Ásia, mas pode dar no mundo inteiro. No Brasil, a doença já foi conhecida como *úlcera de Bauru*.

TOXOPLASMA

Toxoplasma gondii

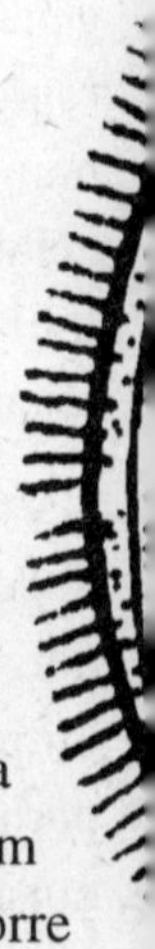

Toxoplasma gondii existe em todos os lugares do mundo e infecta a grande maioria dos mamíferos e das aves. Como a maioria dos apicomplexos, toxoplasma é um parasita intracelular compulsório. Seu ciclo de vida tem duas fases. A primeira é intestinal, só ocorre em gatos (selvagens ou domésticos) e produz oocistos. A segunda é extra-intestinal, ocorre em todos os animais infectados (inclusive gatos) e produz taquizoítos, bradizoítos ou zoitocistos que infectam a carne.

Pode ser transmitida através de alimentos contaminados por oocistos presentes nas fezes dos gatos ou, mais freqüentemente, por bradizoítos em carne crua ou mal cozida. Na maioria dos humanos infectados a toxoplasmose não produz sintomas. Entretanto, em determinadas condições, pode resultar em sérias patologias, incluindo hepatite, pneumonia, cegueira e desordens neurológicas severas. Isso é mais verdadeiro para pessoas cujo sistema imunológico esteja muito debilitado, mas também adultos sadios podem produzir sintomas.

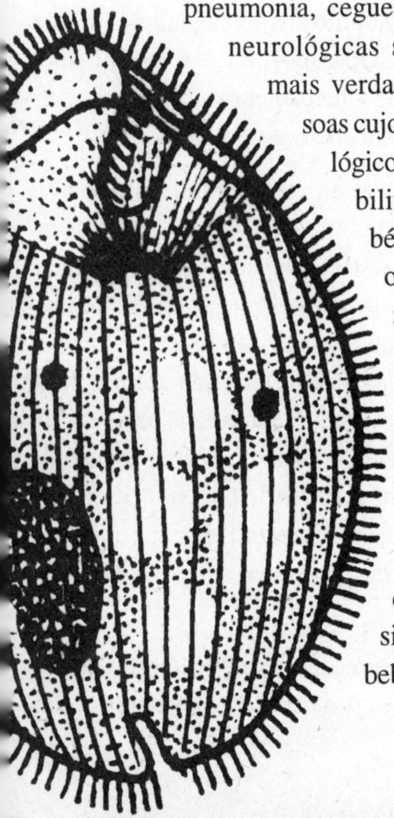

A toxoplasmose também passa através da placenta, causando aborto espontâneo ou degenerações físicas e mentais no bebê.

CRIPTOSPORÍDEOS

Cryptosporidium parvum

Os membros do gênero *Cryptosporidium* são parasitas do trato intestinal de peixes, répteis, pássaros e mamíferos. Eram conhecidas as infecções em animais selvagens e domésticos, mas de alguns anos para cá cresceram de modo gritante as infecções em humanos, incluindo epidemias em várias cidades populosas dos Estados Unidos. Atualmente, a criptosporidíase é reconhecida como importante infecção oportunista, especialmente quando o hospedeiro tem aids.

Criptosporídeo é um parasita mínimo que vive na superfície ou dentro do tecido que reveste internamente o intestino delgado; sua reprodução é assexuada e os oocistos saem nas fezes. A transmissão se dá quando o humano ingere água contaminada (inclusive de piscina) ou comida feita com ela. Uma pessoa infectada é capaz de eliminar pelas fezes até 20 bilhões de oocistos em 24 horas. Cada nova geração de parasitas leva apenas 12 horas para amadurecer, e poucos dias bastam para que o trato intestinal esteja inteiramente colonizado.

A gravidade da infecção varia de acordo com o estado imunológico da pessoa. Na maioria dos pacientes há diarréia moderada, aquosa, de curta duração. Isso muitas vezes não preocupa o hospedeiro, que continua infectado e ignorando o fato. Mas em crianças, idosos e pessoas imunodeficientes o parasita pode causar uma diarréia forte e crônica, acompanhada ou não de perda de peso, cólicas abdominais, náusea, vômitos e febre durante semanas ou meses, o que acaba tendo conseqüências importantes e até mesmo fatais. Ainda não existe tratamento contra a criptosporidiose; a única garantia é um sistema imunológico forte.

COCCÍDEOS

Eimeria e Isospora spp.

Membros desses dois gêneros são conhecidos como coccídeos e infectam animais por todo o mundo. As doenças são chamadas coletivamente de coccidioses, e variam tremendamente em virulência. Algumas espécies de coccídeos produzem sintomas que podem passar despercebidos (por exemplo, diarréia aguda) e eventualmente desaparecem, enquanto outras causam infecções muito violentas que são rápidas e fatais.

O hospedeiro é infectado quando ingere oocistos que saíram das fezes de outro hospedeiro. O cisto se abre no intestino delgado e libera esporozoítos, que penetram nas células das paredes intestinais e se reproduzem assexuadamente, formando múltiplos merozoítos que são liberados das células-mães e infectam novas células. É esse estágio da infecção que pode resultar em destruição maciça de células e levar à morte. Alguns dos merozoítos que entram nas células se transformam em gametócitos e logo em gametas, que se fundem num zigoto que vai virando oocisto; que escapole da célula e sai nas fezes do hospedeiro, para amadurecer e tornar-se infectante em dias ou semanas. Após várias gerações de multiplicação assexuada, o parasita simplesmente pára de se dividir e já não há mais oocistos saindo pelas fezes. O portador está livre da infecção.

O diagnóstico depende de encontrar oocistos nas fazes do hospedeiro.

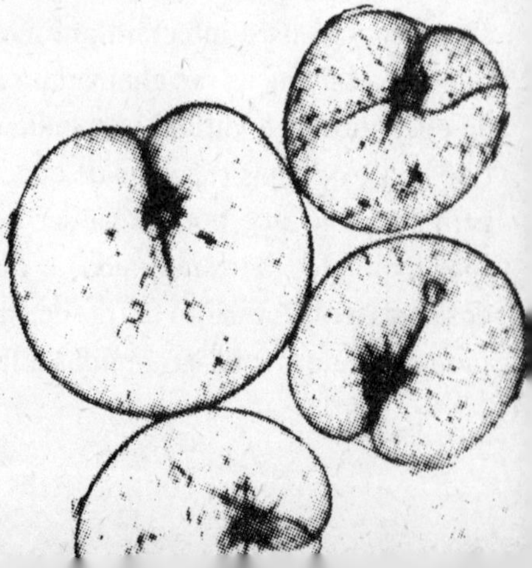

SARCOCISTOS

Sarcocystis spp.

Há numerosas espécies de *Sarcocystis*, todas com dois hospedeiros obrigatórios em seus ciclos de vida. *S. cruzi*, por exemplo, escolhe a vaca como hospedeiro intermediário e um canino como definitivo. O hospedeiro intermediário se infecta ingerindo oocistos que saíram nas fezes do hospedeiro definitivo; no intestino delgado os cistos liberam as larvas, que perfuram a parede intestinal e vão para os tecidos do corpo, onde invadem as células e se reproduzem assexuadamente. As células cheias de parasitas se chamam sarcocistos, e os parasitas dentro são bradizoítos.

Humanos são hospedeiros definitivos de *S. hominis e S. suihominis*, cujos hospedeiros intermediários são, respectivamente, bovinos e suínos; a infecção acontece quando a carne de boi ou de porco cheia de sarcocistos é mal cozida.

Os sintomas da infecção costumam aparecer no mesmo dia, ou no dia seguinte – cólica, diarréia, náusea, dores e anorexia, e desaparecem dois ou três dias depois.

CLAMÍDIA

Chlamydia trachomatis

Clamídia é um parasita intracelular com muitas características físicas próprias de um vírus. A inflamação da clamídia aparece em todo o sistema geniturinário do homem e da mulher – uretra, vulva, vagina, o útero e seu colo, as trompas e os ovários, a cabeça do pênis, o epidídimo do testículo. Passa por contato genital, inclusive na hora do parto, infectando o bebê através dos olhos ou do nariz e podendo dar pneumonia. Pega mais entre diabéticos e os de saúde mais fraca. Crianças pequenas podem ter otite, laringite ou infecções respiratórias devido a clamídia. Ela prospera no calor, principalmente das roupas de tecidos sintéticos como lycra, poliéster e similares, que não deixam a pele respirar; o calor úmido assanha os parasitas, sejam eles fungos, bactérias, vírus (como o da herpes) ou clamídia. Maiô molhado e roupas justas pouco arejadas, como calças jeans, também são cúmplices.

Olho vivo! Corrimentos, inchaço e secreção anal, vermelhidão na cabeça do pênis ou na entrada da vagina, desconforto genital (especialmente ao urinar), febre, dores abdominais e mal-estar geral são sintomas de clamídia. Se ela não for impedida vai se complicando e pode causar esterilidade nas mulheres e infecções bacterianas importantes nos órgãos pélvicos, genitais e no reto. O tratamento costuma exigir antibióticos.

BALANTÍDEOS

Balantidium coli

É um parasita de muitas espécies de animais, inclusive humanos, que são infectados ingerindo cistos através de comida ou água contaminada por material fecal. Mora no intestino grosso e costuma invadir a mucosa onde houver lesões provocadas por outros organismos, causando séria patologia. Também pode causar infecções fora do intestino. É muito semelhante à *Entamoeba hystolitica* em vários aspectos.

A transmissão para humanos se dá a partir das fezes do porco – os cistos de *B. coli* podem contaminar a água, a comida ou as mãos das pessoas. Os sintomas se parecem com os da infecção por amebas: dores abdominais, cólicas, diarréia, falta de apetite, cansaço. Raramente, febre.

O tratamento se resume a matar o balantídeo de fome: como ele só se alimenta de amidos, uma dieta à base de carnes bem cozidas e vegetais não-amiláceos resolve o problema em poucos dias.

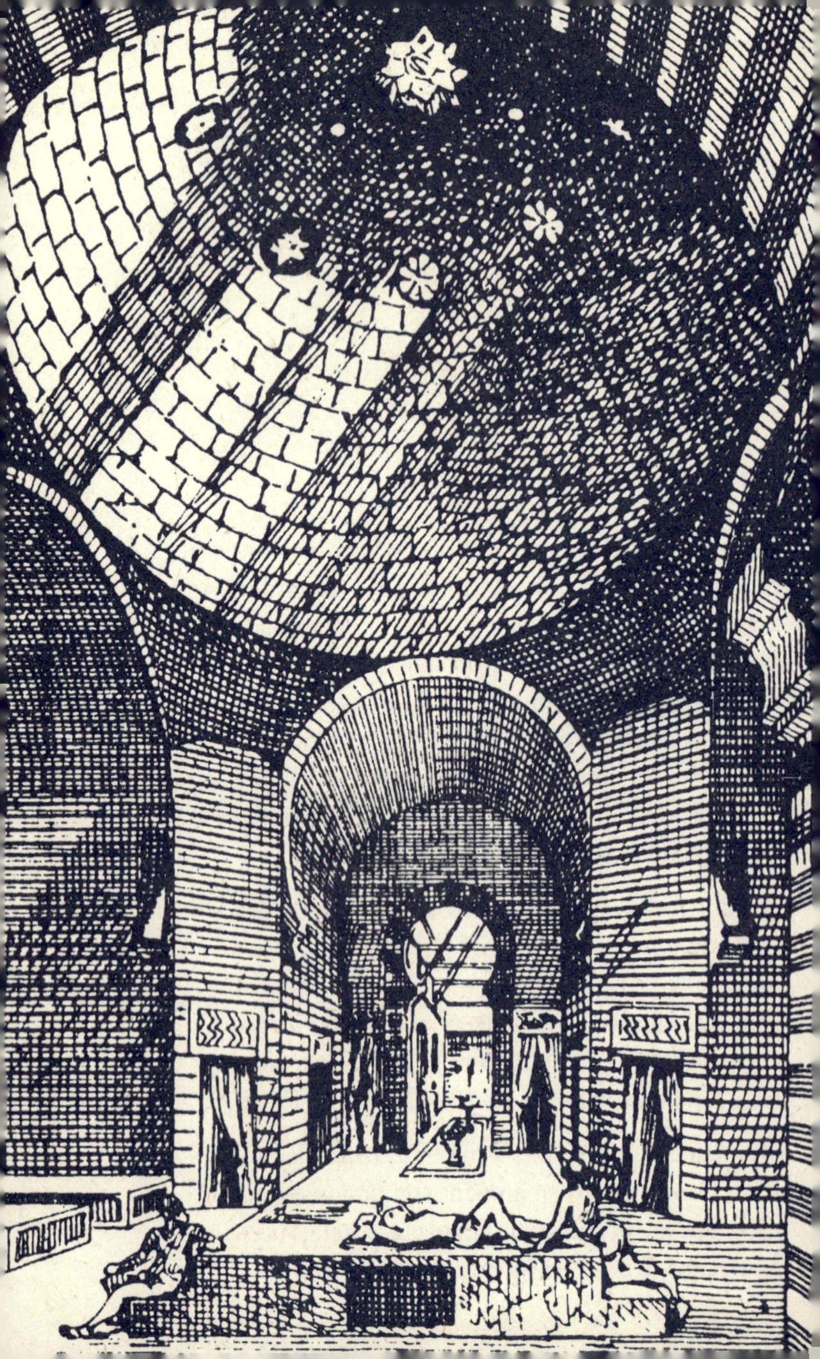

Resumo da ópera: como nos infectamos

Amebas, giárdia, cisticercose, cistos hidáticos, himenolepis, criptosporídeos, equinococos, oxiúros, dientamebas, dipilídeos, tricocéfalos, áscaris: ingestão de cistos e ovos através de mãos, água, leite, comida ou utensílios contaminados

Coccídeos, sarcocistos, toxoplasma, tênia, triquina: ingestão de carnes mal cozidas, de boi ou porco

Tricomonas: contato genital

Leishmânia, calazar: picada de mosquito flebótomo fêmea

Doença do sono: picada de mosca glossina macho ou fêmea (tsé-tsé)

Mal de Chagas: picada do barbeiro, que deixa suas fezes infectadas no local

Malária: picada das mosquitas anofelinas

Botriocéfalo: ingestão de peixe de água doce, sobretudo dos lagos, mal cozido

Fascíolas: ingestão de agrião e outras folhas ribeirinhas, ou crustáceos de água doce mal cozidos

Clonorchis sinensis, Opistorchis felineus e viverrini, Paragonimus: ingestão de peixes e crustáceos de água doce mal cozidos

Esquistossomose: banhos de rio ou lago, sobretudo em águas paradas

Ancilóstomos, estrongilóides: penetração através da pele em contato com o solo

Oncocercos: picada de mosquito *simulie* fêmea

Filarioses: picada de vários mosquitos fêmeas

Clamídia: contato genital

Espargana, anisakíase, diplogonoporus: ingestão de peixes de água salgada mal cozidos.

Mas não é só

Se as larvas – de lombrigas, por exemplo – estiverem na fase viajante, passando pela garganta, podem infectar outra pessoa através

da tosse, do beijo na boca, até do beijo na mão.
Banheiros públicos, encanamentos velhos,
banheiras, piscinas, lagos e riachos:
em tudo se pode ver o inimigo e ficar
paralisada de medo, passando germicida até
nos pensamentos.

– Mas não é o caso?, pergunta aquela
senhora, já de luvas.

Não, minha senhora, absolutamente
não é o caso. A idéia de higiene, levada ao
extremo, dá na utopia nazista –
uma raça pura, perfeita, saudável, da qual
todos os seres defeituosos estariam excluídos.
Acontece que a vida, a obra e a própria
natureza são cheia de defeitos,
a tiririca invade os canteiros, a enxurrada
destrói as casas, o sol deixa a terra crestada e
não se pode plantar, pessoas e animais morrem
de fome, frio e sede. A imperfeição, o contágio,
a sujeira fazem parte também. A melhor
praia do mundo tem mosquitos.

Manter a casa limpa não é varrer uma vez na
vida, é varrer todo dia.

Simplesmente estar atenta aos contatos e
contágios já é uma grande coisa, porque em
seguida se pode tomar as providências
necessárias – que sempre deram certo,
e não teriam razão para não dar agora.

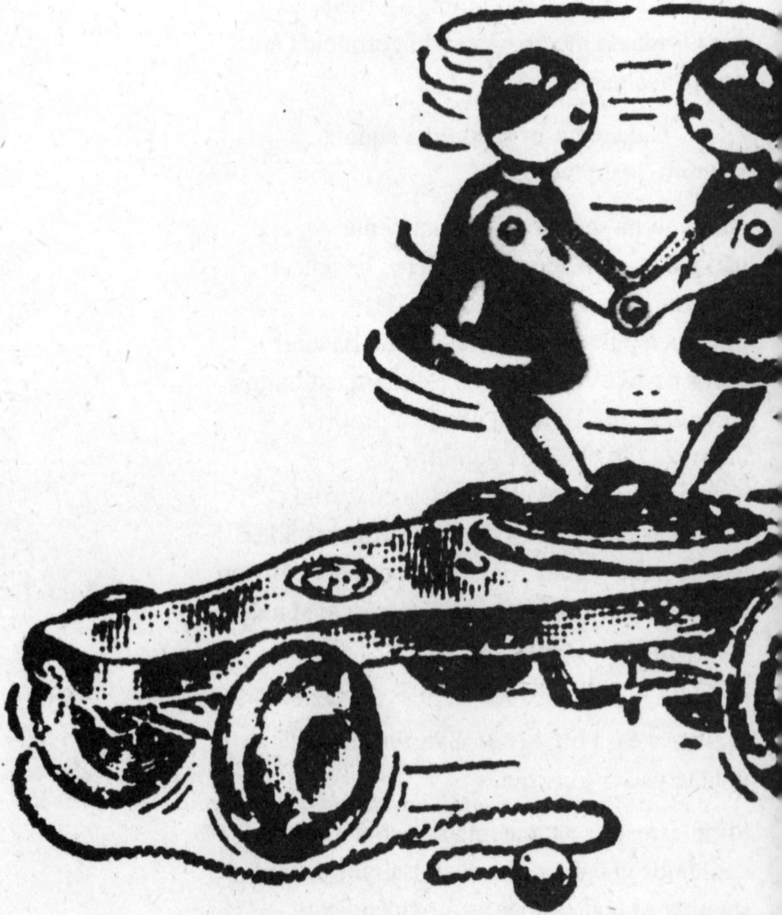

Para acabar com eles (Hahaha)

Infelizmente, a idéia de um remédio fácil, polivalente e na dose certa para acabar com os parasitas pode não corresponder à verdade. Como acentua o professor J.-J. Rousset em seu livro *Maladies parasitaires,* nenhuma droga consegue a façanha de ser totalmente eficaz, válida contra todos os tipos de hóspedes e sem efeitos tóxicos para o hospedeiro.

Os vermes do intestino são mais fáceis de tratar porque não precisam ser mortos. A *piperazina* e o *pamoato de pirvínio*, por exemplo, simplesmente relaxam a musculatura de lombrigas e oxiúros, de modo que eles escorregam direitinho junto com o primeiro laxante. Os vermes que estão no fígado, pâncreas e outros órgãos precisam ser atingidos por substâncias que circulem no sangue. Outro problema é que na maioria das vezes há diferentes tipos de vermes e protozoários infectando, e as drogas apropriadas também são diferentes. Havendo lombrigas no meio, dizem algumas fontes que é preciso tratar primeiro delas para que não fujam pelos canais afora.

o método de desinfecção da água pela energia solar, divulgado pela Unesco, consiste em expô-la ao sol durante duas horas (sol forte do meio-dia) ou oito horas (sol fraco), dentro de plástico ou vidro transparente ou azulado

Também é preciso ver como é que o hospedeiro adquire os parasitas. Na China, há alguns anos, realizou-se um programa gigantesco de vermifugação. Parecia assunto de segurança nacional. Tudo foi muito bem conduzido, com exames acurados antes e depois; vermifugou-se a população com êxito e o resultado final teria sido maravilhoso – se o índice de reinfecção não fosse altíssimo. As fontes de contaminação continuavam presentes.

os raios ultravioleta do sol matam a maioria das bactérias e fungos causadores de diarréia, mas não eliminam protozoários nem afetam cistos de parasitas

Lavar as mãos ao chegar da rua, depois de brincar com animais estranhos, depois de pegar em dinheiro, depois de ir ao banheiro,

antes de comer e antes
de escovar os dentes
é uma coisa simples
que ajuda muito.
Manter as unhas curtas
e escovadas evita
ovinhos escondidos.
Não ficar pondo
a mão na boca,
não roer unhas,
não morder a pele
dos dedos, não comer nada
cru sem lavar em água limpa
– para não engolir ovinhos.

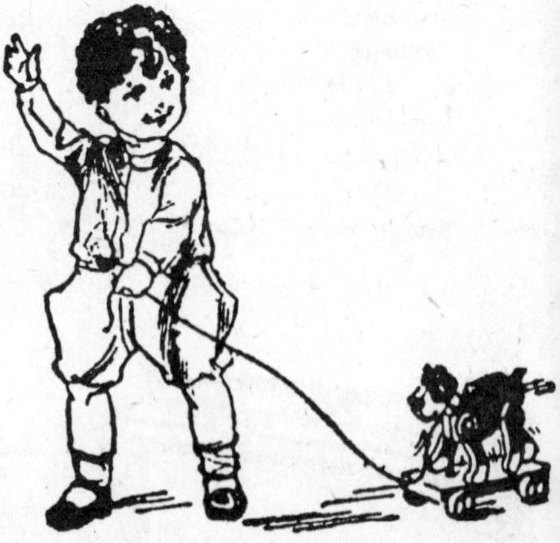

As folhas, segundo o parasitologista Helio Copelman, devem ser sempre cozidas. E a água de beber? Para ele, só é totalmente segura se for fervida durante cinco minutos – porque, mesmo sendo tratada com cloro ou ozônio, qualquer caixa d'água com a tampa rachada ou entreaberta está exposta a insetos, ratos, pássaros e outras visitas. A rede de água também pode ser contaminada por esgoto onde a tubulação esteja falha. Até mesmo a água que é captada na mina pode ter contato com insetos, animais silvestres, pássaros e caramujos transmissores de parasitas.

Helio Copelman é contra usar água sanitária e outros desinfetantes na água de beber, porque o benefício é perverso – intoxica e prejudica a flora bacteriana normal

Por isso tudo, o mínimo a fazer é filtrar a água através de vela, de preferência dentro de talha de barro revestida com prata coloidal, que elimina uma série de bactérias.

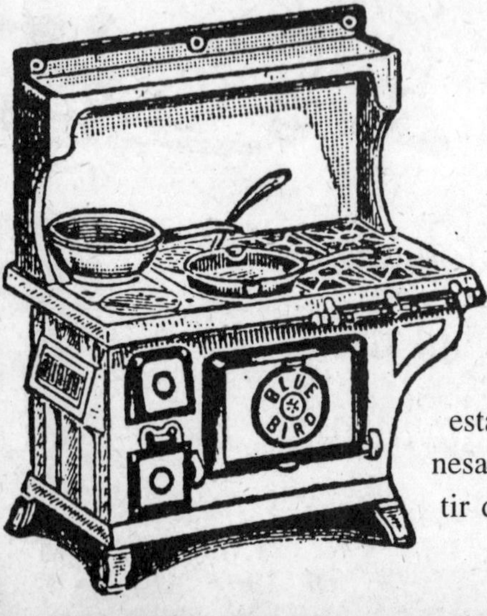

Cozinhar sempre, nunca cozinhar muito:

esta é uma regra de cozinha chinesa explícita, estabelecida a partir da constatação de que a vida humana melhorou muito a partir dos alimentos cozidos. Um dos nossos maiores problemas, matar a fome, passou a ser resolvido por pães, mingaus e sopas que utilizavam ingredientes duros demais para serem comidos crus – arroz, trigo, milho, feijão. Conseguimos assim satisfazer melhor a nossa grande necessidade de carboidratos, que dentro do corpo se transformam rapidinho na glicose de que nossas células precisam para viver. Ganhamos também uma forma de diminuir o frio, já que comida quente esquenta, reanima.

caixas d'água devem ser inspecionadas e lavadas ao menos uma vez por ano, com água sanitária e esfregão, para tirar todo o limo – geléia de algas que vai crescendo

Também por ser quente, a comida é digerida com mais facilidade pelo estômago; o alimento frio rouba calor da nossa reserva para chegar à temperatura em que o estômago começa a digestão.

Os sábios chineses dizem que viver é ter Chi em todas as partes do corpo, morrer é perder o Chi. O conceito de Chi harmonioso engloba todos os contrastes, e este equilíbrio interno, completado pela boa relação com o meio externo, gera uma vitalidade positiva que protege o corpo dos fatores negativos. As doenças seriam resultado dos conflitos entre o Chi e esses fatores. Pois bem: comida quente reforça o Chi. Reconforta. Trata o corpo e a alma com delicadeza e consideração, e isso produz resultados.

Reforça igualmente o sistema triploaquecedor, que nos mantém quentinhos por dentro. Todos os órgãos ficam animados. Quando estamos com muita fome sentimos frio – faltam calorias por dentro, ou seja, o corpo não está produzindo calor a partir da glicose dos alimentos. Metade do valor de uma boa comida, principalmente quando estamos com fome, é o fato de ser quente. O mesmo vale para os chás, esses aquecedores rápidos que tantas vezes restauram a nossa energia. (Bebidas alcoólicas também aquecem depressa, já que são carboidratos fermentados e/ou destilados, mas não alimentam. Doces, idem.)

água de poço geralmente não precisa ser tratada, já foi filtrada pelo terreno

não pode é ter fossa sanitária perto do poço – ele tem que ser sanitariamente correto

E cozinhar tem uma vantagem evidente no contexto deste papo – acaba com a maioria dos parasitas presentes nos alimentos. Isto é importante principalmente no caso das carnes, onde é impossível ver os cistos, dos laticínios, que, segundo a dra. Clark, são uma tremenda fonte de infecção, e das folhas, freqüentemente regadas com águas sujas. O dr. Copelman conta o caso de um feirante vendedor de alfaces que estava sendo investigado por um colega parasitologista. Pegou as alfaces no mercado, acondicionadas direitinho na caixa, levou para casa. Era preciso regar para elas não murcharem. Como? Um pouco abaixo do banheiro da casa, pelo lado de fora. Cada vez que alguém ia ao banheiro e puxava a descarga, regava as alfaces.

aaargh

No caso das carnes, manda o bom senso que sejam assadas, cozidas, ensopadas ou fritas em óleo bem quente; rosbife, carpaccio, filé sangrento, quibe cru, peixe cru, nem pensar.

As folhas ficam deliciosas quando são refogadas com um dentinho de alho em azeite de oliva, ou cozidas no vapor, ou mesmo aferventadas – o agrião, por exemplo, perde o gosto picante, a chicória deixa de ser amarga, a rúcula e o espinafre dão graça ao macarrão. Alface cozida é uma iguaria finíssima, assim como acelga, repolho, couve então nem se fala...

Exames de fezes: o x da questão

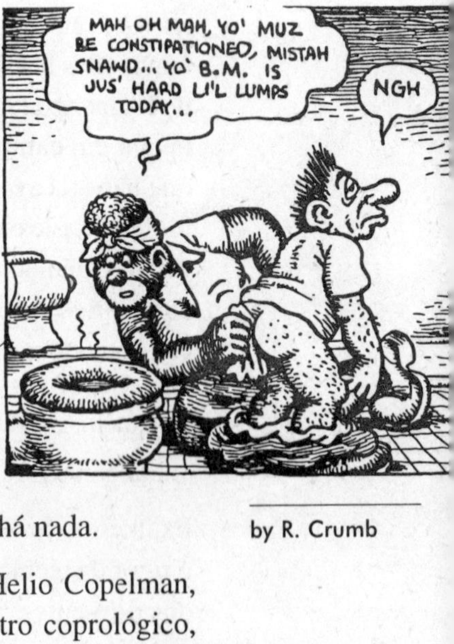
MAH OH MAH, YO' MUZ BE CONSTIPATIONED, MISTAH SNAWD... YO' B.M. IS JUS' HARD LI'L LUMPS TODAY...
NGH
by R. Crumb

Apenas um, negativo, não significa ausência de vermes; é indispensável repetir o exame pelo menos três vezes, com intervalos de sete a dez dias, e com quatro métodos de exame, para confirmar que não há nada.

O ideal, segundo o professor Helio Copelman, seria cada pessoa ter um cadastro coprológico, isto é: cadastro de fezes, uma ficha onde iriam sendo anotados os resultados de exames periódicos das fezes. Isso poderia representar uma grande economia em tratamentos de saúde, uma forma de combate permanente às parasitoses.

Ele recorda que, até 1980, o governo mantinha excelentes serviços de laboratório. Os postos que faziam exames eram apelidados de "malária", porque existiam desde a época em que a malária ainda representava uma preocupação constante no Rio de Janeiro, e funcionavam muito bem. "– Mandei muitos pacientes para lá e os resultados vinham certinhos", diz ele.

O professor examina pessoalmente todas as lâminas em seu laboratório. Seus microscópios contam muitas histórias. Uma delas: em 1977, o time do Flamengo ia muito mal. O jogadores se arrastavam em campo, a defesa não defendia, o ataque não atacava, e o médico do clube procurou o professor. Ele examinou as fezes de titulares e reservas e não deu outra: achou parasitas em todos, com vários casos de parasitose múltipla. Tratou, constatando que houve acentuada melhora do estado físico e da produção durante os jogos. E, Fluminense doente, sofreu a dor de ver o Flamengo ainda ganhar o campeonato.

1977: Flamengo campeão

Exames de fezes devem ser realizados com todo o rigor da técnica, usando pelo menos três métodos diferentes, para minimizar os riscos de falsos negativos. É claro que, nesse caso, o paciente depende muito da exigência do médico e de seu próprio empenho em se tratar.

Esse é outro ponto nevrálgico da questão: todo mundo prefere achar que não tem bicho nenhum lá dentro, na intimidade da sua barriguinha. E é disso mesmo que estamos falando, afinal: de manobrar para não ter bicho nenhum na intimidade da barriguinha!

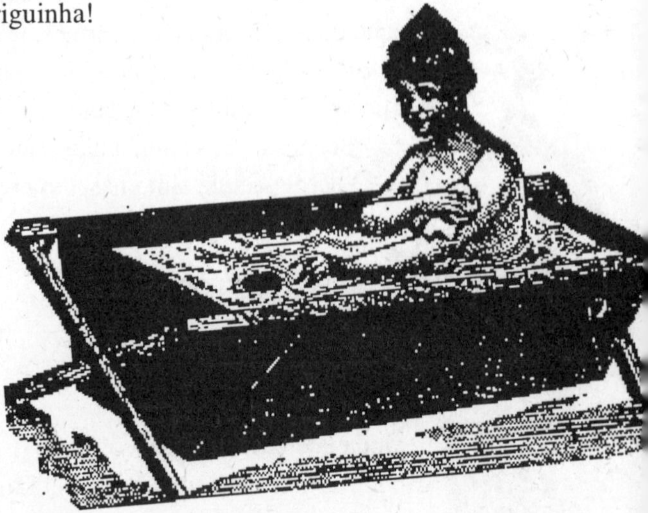

Só a bailarina é que não tem

Qualquer um pode ter vermes. Pessoas importantíssimas no cenário local, nacional e mundial têm vermes. Reis e rainhas têm vermes. Cantores, palhaços e artistas têm vermes. Só a bailarina é que não tem...

E além dela algumas pessoas muito sortudas que são completamente imunes, mesmo comendo lingüiça crua e agrião de beira de vala sem lavar.

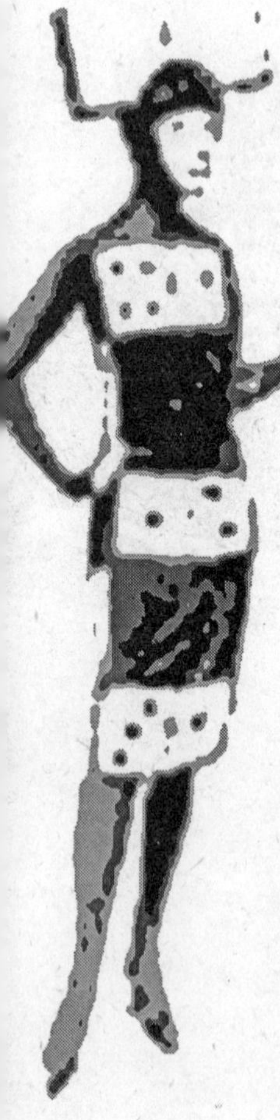

Para se tratar,

a primeira coisa é procurar um bom médico, que dê importância aos vermes, já que eles são a causa de muitos sintomas que podem ser confundidos com outras doenças – e, se ainda não estão provocando sintomas, em breve certamente estarão;

fazer os exames num bom laboratório,

ainda que custe um pouco caro – o custo global do tratamento será menor que a anuidade de um plano de saúde, e muito mais valioso, já que ter saúde é o único seguro de saúde possível;

desintoxicar o organismo durante 1 ou 2 semanas

antes de tomar os vermífugos específicos, comendo e dormindo direito, bebendo muita água, evitando álcool e fortalecendo o fígado para ele agüentar o tranco;

não beber álcool

durante uma semana depois do vermífugo. O ácool neutraliza as células macrófagas do fígado e impede que ele retenha as toxinas decorrentes da matança. Beber, sim, muito líquido – caldos, sucos, água, chá;

repetir os exames três vezes,

com intervalos de 7 a 10 dias;

tratar de novo

se ainda encontrar motivos. Não encontrou? Parabéns, você zerou! Nesse caso, basta

pensar em vermes

uma vez por semana

e tomar alguma coisa que os incomode, dentre as muitas que as páginas seguintes oferecem. É a única forma de impedir que parasitas de passagem resolvam ficar. São os chamados itinerantes, muito mais fáceis de combater. Equivale a limpar a casa e não deixar que baratas e moscas e pulgas tomem conta.

Como, minha senhora? Ah, a sua neta é bailarina? Não diga... Coceiras gerais? Ah...

muito aqui
pra nós,
uma bailarina
me contou
que a bailarina
tem fungos –
nas costas,
de esfregá-las
no chão; nos pés,
do suor nas
sapatilhas;
na xoxota, da
malha de helanca
por cima da
meia-calça...

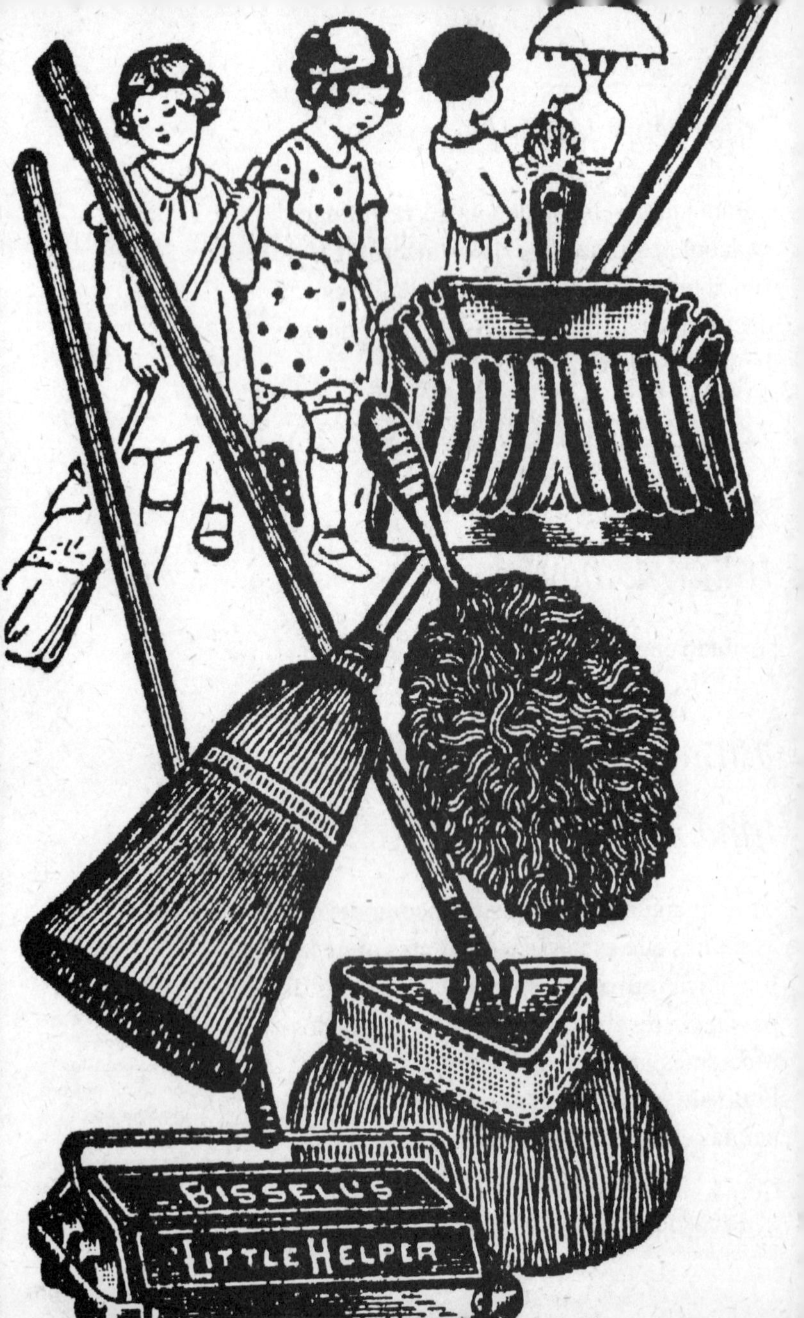
BISSELL'S
LITTLE HELPER

Do que eles não gostam

ALHO

Allium sativum

Se você quer falar bem de alguma coisa e não sabe o que eleger, experimente o alho. Ele só não tem uma virtude, que é perfumar o hálito; em todas as outras é insuperável.

Para começar, o tempero. Alho socado e refogado dá vida à maioria dos pratos, as sopas modestas que o digam. Fatiado e cozido, na água, no azeite ou no vinho, acompanha altos pratos de carnes, frango, peixe, vegetais, cogumelos. Uma vinha-d'alhos é fundamental para purgar carnes mais pesadas antes de assar ou cozinhar. Um pão de alho para abrir os trabalhos da mesa é sempre bem-vindo. Qualquer patê que se preze leva um dentinho de alho. Uma conserva de alho no molho de soja – basta descascar, cobrir com o molho escuro e deixar alguns dias – acompanha bem qualquer prato e é um tira-gosto delicioso.

Dentes grandes podem ser assados no espeto. Para temperar o feijão, pode-se colocar uma cabeça de alho inteira, sem descascar, e depois espremer o creme com uma colher de pau, retirando a palha.

Consta que a primeira greve da história aconteceu quando os escravos que construíam as pirâmides do Egito deixaram de receber sua porção diária de alho, que estava em falta no mercado. "Assim não é possível trabalhar", resolveram eles, e cruzaram os braços. Atribuíam ao alho seu vigor, sua disposição.

Não é para estranhar. Há milênios que o alho afasta vampiros, vermes e parasitas em geral, é antiespasmódico, neutraliza gases, estimula a secreção de bile, é digestivo, diurético, tonificante, expectorante, baixa a febre. Usado constantemente na alimentação, cru e cozido, equilibra as taxas de colesterol e triglicerídeos; reduz a hipertensão, regula a glicose do sangue, previne contra tumores malignos, relaxa os vasos sanguíneos evitando a arteriosclerose. Descongestiona as vias respiratórias e trata a bronquite. Ajuda a eliminar toxinas, pois contém muito enxofre. Também contém germânio, que facilita a absorção de oxigênio pelas células. Preserva vitaminas; contém B^6 e selênio, facilita o aproveitamento da B^1. Desintoxica, acalma e aumenta a capacidade do organismo de resistir ao frio e ao calor. Combina muito com carnes e feijões, mas pode ser comido com outros alimentos mais leves em quantidade menor.

O extrato de alho é usado atualmente como antibiótico em infecções importantes, principalmente por fungos; funciona contra vírus da herpes e outros relacionados; aumenta a ativação das células T e acentua a função antitumoral das macrófagas; aumenta a imunidade contra uma série de agentes infecciosos.

somente o alho cru e o óleo de alho funcionam como antibióticos

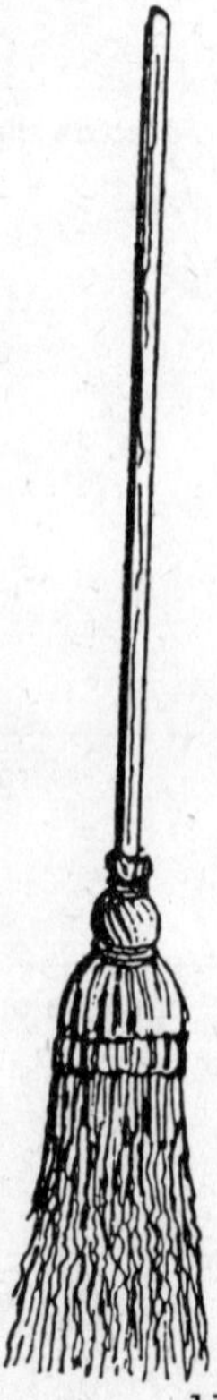

Num estudo de 1944 a conclusão era de que o alho tinha um poder maior e mais abrangente do que todos os outros antibióticos por ser ao mesmo tempo bactericida, fungicida, vermífugo, antiviral e antiprotozoário. Atualmente, 72 diferentes infecções podem ser evitadas usando alho. Na Rússia é o remédio mais comum contra gripes, resfriados, tosse e desordens intestinais. Na Polônia é usado contra gastroenterocolite, dispepsia, pneumonia, nefrose e septicemia. Na China, doses altas de alho têm sido empregadas no tratamento da meningite criptocóccica, infecção fúngica que não cede a antibióticos comuns.

O cheiro do alho, que fica no corpo durante várias horas, diminui bastante se ele for o cheiro

ingerido junto com um alimento protéico – carnes, lácteos, ovo, feijões; está ligado à alicina, o poderoso princípio ativo, e não há como obter os bons efeitos sem pagar o preço. Mastigar uns raminhos de salsa depois de ingerir o alho pode ajudar a reduzir o hálito. Tomar um copinho de vinho tinto, segundo os franceses, também. Chupar um ou dois cravos-da-índia. Beber extrato de clorofila.

óleo de alho

Para fazer óleo de alho em casa, soque uns dois dentes de alho bem socados (dizem que espremer não serve, socar é que libera os agentes importantes), misture com azeite de oliva, deixe três dias na temperatura ambiente, coe e guarde na geladeira. Amorne quando for usar para dor de ouvido em bebezinhos e crianças maiores, pingue duas ou três gotinhas e tampe com um pedaço de algodão.

extrato

Um extrato frio de alho se faz deixando vários dentes de alho de molho em meia xícara de água durante 8 horas.

água de alho

Água de alho: socar 2 a 4 dentes de alho, colocar num copo de água quente e deixar durante a noite. De manhã coar e beber; repetir durante vários dias.

manteiga

Manteiga de alho: socar alguns dentes de alho e misturar bem com azeite de oliva e salsinha picada. Passar no pão para comer de manhã ou a qualquer hora.

O suco de alho: socar alguns dentes, espremer num pano, usar meia colher de chá diluída em água e beber 2 ou 3 vezes por dia.

o suco

Contra tosse, misturar alho socado com mel.

tosse

Tintura: deixar 200 gramas de dentes de alho descascados em um litro de brandy ou conhaque de boa qualidade durante 14 dias, numa temperatura de 30° C, numa garrafa arrolhada. Sacudir várias vezes por dia. Coar e guardar até um ano, tomando 5 a 25 gotas, várias vezes por dia, conforme a necessidade.

tintura

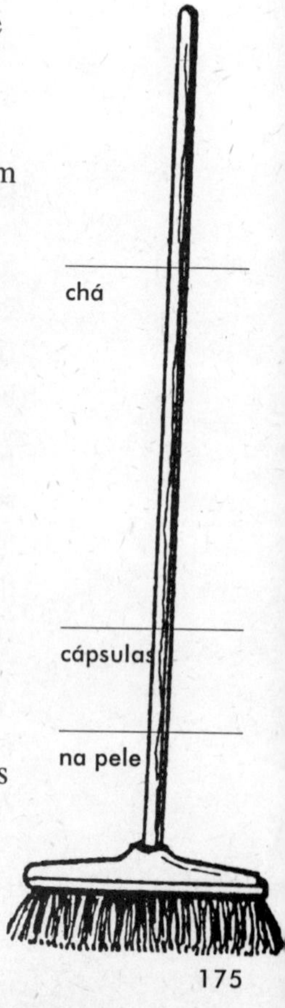

Chá de alho: 25 gramas de alho fervidos em um copo grande de água ou leite durante vinte minutos, tomar duas vezes ao dia contra todos os vermes. Oxiúros: fazer esse tratamento na lua minguante, durante três ou quatro dias. Uma variação: macerar 2 dentes de alho sem casca numa tigela de leite durante 24 horas, e tomar tudo, pela manhã, em jejum, 3 dias seguidos.

chá

Cápsulas de alho: duas cápsulas, três vezes ao dia, com a comida.

cápsulas

Contra vermes em crianças, colocar alguns dentes de alho nos bolsos da roupa, fazer um colarzinho com dentes de alho ou colocar fatias finas de alho nos sapatos para a alicina ser absorvida através da pele.

na pele

ABACAXI

Ananas sativus

Fatias ou sucos, várias vezes ao dia, para quem não tem problemas com a acidez do abacaxi.

ABÓBORA: SEMENTES

Cucurbita moschata

Comer apenas sementes de abóbora o dia inteiro, até a solitária sair.

PASTA TENÍFUGA

50 gramas de sementes de abóbora sem casca, 2 colheres de sopa de mel, 150 ml de água filtrada em que ficou de molho, durante 5 ou 6 horas, um pedaço de casca de laranja ou limão.

Ficar em jejum durante 12 horas. Socar bem as sementes de abóbora com o mel; misturar com a água, beber; seis horas depois tomar uma colher de sopa de óleo de rícino. A tênia deve sair inteira. Se não der certo, repetir no dia seguinte.

AMÊNDOA

Amygdalus communis

Comer 10 amêndoas em jejum.

AMORA

Morus nigra, Morus alba

Fazer um chá fervendo a casca da raiz e tomar 3 a 5 xícaras por dia.

AGRIÃO

Nasturtium officinale

Socar e espremer folhas e talos do agrião, tomar uma xícara das de café duas vezes ao dia.

ARTEMÍSIA

Artemisia vulgaris

Verter um litro de água quase fervendo sobre 4 colheres de sopa de folhas e raízes secas; beber feito água durante o dia.

ANDIRA

Andira anthelmintica

Também chamada de angelim-amargo; é tóxica, por isso os adultos devem tomar no máximo 3 gramas das sementes moídas pela manhã, em jejum, em meia xícara de leite ou água adoçada, durante 3 dias.

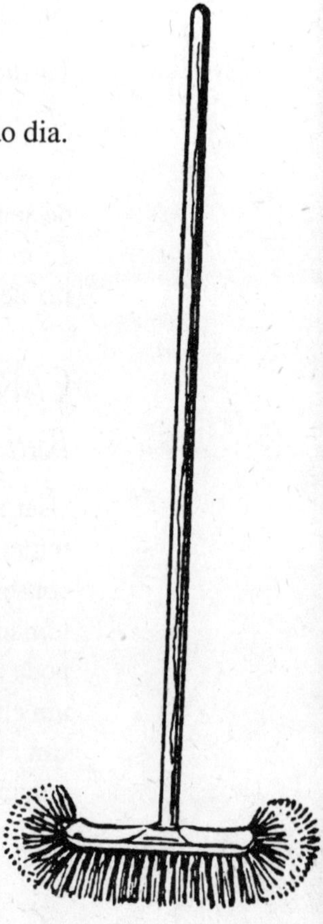

BATATA-DE-PURGA

Ipomoea altissima e *Ip. operculata*

Ralar e misturar com açúcar, fazer o doce, comer uma colher de sopa em jejum e logo depois tomar banho.

BELDROEGA: SEMENTES

Portulaca oleracea

Comer um punhado de sementes em jejum ou preparar um chá, fervendo 50 a 100 gramas de sementes em um litro de água durante 15 minutos. É poderoso vermífugo e também faz descer a menstruação atrasada.

CARQUEJA

Baccharis trimera

Usar a folha e a raiz para fazer uma infusão e tomar 3 a 5 xícaras por dia. Muitos diabéticos conseguiram normalizar sua taxa de glicose tomando carqueja. O sabor, muito amargo, pode afugentar o paciente; é bom começar com um chá mais fraquinho e ir aumentando a dose. Em muitas pessoas parece que a carqueja aumenta o desejo por doces.

CENOURA

Daucus carota

Misturar um pires de cenoura ralada com dois dentinhos de alho picados e uma colherinha de sementes de erva-doce; comer de manhã, em jejum, durante 3 a 5 dias.

Consta que a cenoura, comida crua antes de tomar um vermífugo, aumenta muito seu efeito.

CEBOLA

Allium cepa

Foi Louis Pasteur em pessoa quem disse que a cebola, prima do alho, mata bactérias, e ninguém até hoje desmentiu – inclusive com relação a *Escherichia coli*, *Salmonella* e bacilos da tuberculose. A cebolinha verde (*Allium schoenoprasum*), prima da cebola, também é fortemente bactericida. Inflamações de garganta não resistem a uma cebola crua. Ela também atua sobre pulmões congestionados, fazendo o catarro subir para a garganta, de onde pode ser cuspido. Para a tosse dos bebês, cortar uma cebola e deixar uma noite coberta por mel; dar como xarope.

Contra vermes, suco de cebola com um pouquinho de mel, 1 colher de sobremesa de manhã, em jejum.

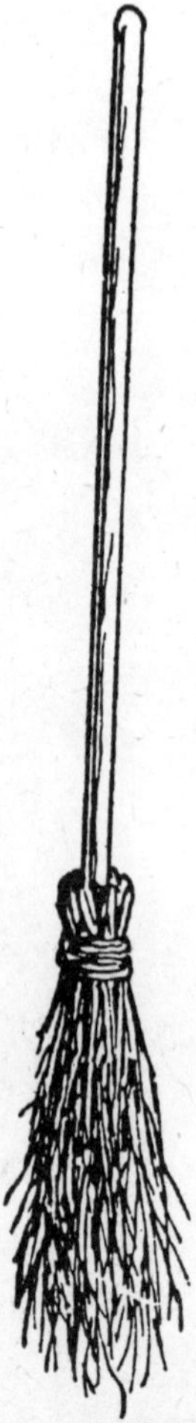

CHÁ

Camellia sinensis

Banchá, chá verde e chá preto são folhas dessa camélia famosa. O preto, as folhinhas novas; o verde, as maduras; e o banchá, as que já viveram três anos. O que dá ao chá seu sabor levemente acre é o tanino, presente em raízes, cascas, folhas e frutos de muitas plantas. Suas qualidades anti-sépticas e adstringentes fazem do tanino um agente bactericida e antiviral por excelência. É muito eficaz no tratamento de amigdalite, faringite, hemorróidas, erupções cutâneas, diarréia, sangramento intestinal.

O chá também contém flúor, que se junta ao tanino numa boa barreira contra a placa bacteriana e as cáries dentárias. Vários estudos apontam o hábito de tomar chá verde como um poderoso trunfo contra o câncer. Ele impede a formação de nitrosaminas, um grupo de carcinogênicos poderosos, e nesse sentido parece que age melhor que a vitamina C.

Mas há contra-indicações: o chá tem estimulantes, pode tirar o sono; excita a mucosa estomacal e aumenta a produção de suco gástrico, não serve para quem tem o estômago sensível; escurece os dentes; e em excesso impede a absorção de ferro e outros minerais.

CIDRA: SEMENTES

Citrus medica

Tostar ligeiramente as sementes, junto com sementes de outros cítricos; moer e fazer uma infusão com água quase fervendo; tomar 1 xícara pela manhã, em jejum.

COCO

Cocos nucifera

Comer 1 colher das de sopa da polpa do coco verde, diariamente, em jejum.

CORAÇÃOZINHO

Acharia babata

Contra amebas: socar e espremer a rama para fazer um suco e tomar de manhã cedo, em jejum, com mel de abelhas.

ERVA-MOURA

Solanum nigrum

Socar, espremer e tomar 1 xícara do sumo, durante 4 dias, em jejum.

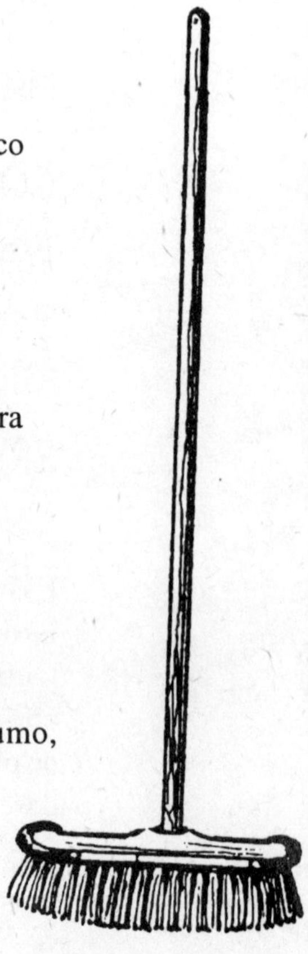

FIGO

Ficus carica

Extrair o suco das folhas e dos talos, diluir em igual quantidade de água e tomar 2 colheres de sopa em jejum, durante 1 semana.

CHICÓRIA, ESCAROLA

Chicorium endivia

Chá por infusão, 3 a 5 xícaras por dia.

COUVE

Brassica oleracea acephala

Socar dentro de um pano, espremer, tomar 5 colheres de sopa por dia.

ERVA-DE-SANTA-MARIA

Chenopodium ambrosioides

Usar 10 gramas de folhas, flores e sementes e 1 litro de água quase fervendo para fazer o chá; tomar 1 colher das de sopa de hora em hora, por 1 a 3 dias; terminar com 2 colheres de sopa de óleo de rícino. É um remédio poderoso e, em doses excessivas, pode ser tóxico.

Também se usa socar bem a erva, tirar o suco e

tomar uma colher de chá depois de cada refeição, durante 7 dias.

HORTELÃ-PIMENTA

Mentha piperita

Chá por infusão, 1 xícara em jejum, diariamente por uma semana. Ou óleo de menta, 1 a 3 gotas por xícara de água quente.

HORTELÃ COM ALHO

Fazer uma infusão com 20 folhinhas de hortelã fresca e dois ou três dentes de alho e tomar uma xícara por dia, enquanto saírem lombrigas.

HORTELÃ COM MEL

Mentha viridis

Contra amebas: socar, espremer e beber meia xícara do sumo com mel de abelha em jejum.

LIMÃO, ALHO E SEMENTE DE ABÓBORA

Tomar três colheres de sopa de sumo de limão misturadas com um dente de alho socado e comer um punhado de sementes de abóbora, vários dias seguidos, de manhã, em jejum.

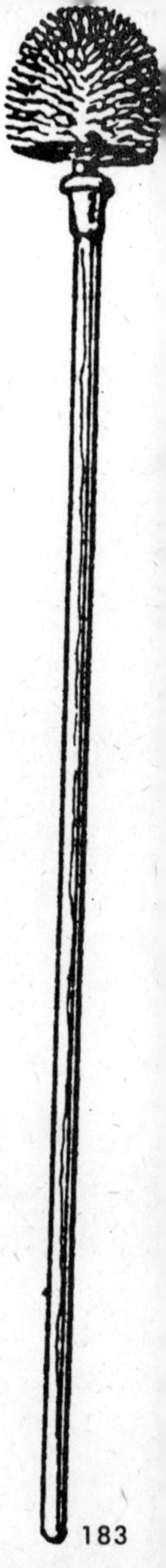

LIMÃO: CAROÇOS

Esmagar os caroços de um limão da melhor maneira possível, misturar com mel e dar às crianças durante vários dias contra oxiúros.

LOSNA

Artemisia absinthium

Fazer uma infusão com 20 gramas de losna para 1 litro de água e tomar 2 colheres das de sopa de hora em hora. Não usar qualquer preparado de losna além de 7 dias.

LOSNA: VINHO

Macerar 30 gramas da planta em 60 ml de álcool de cereais a 60º durante 24 horas; juntar um litro de vinho branco e deixar macerar durante dez dias; coar espremendo bem as folhas. Tomar um cálice antes ou depois das refeições, durante uma semana.

LOSNA: CERVEJA

Deixar macerar, durante 4 dias, 30 gramas de losna dentro de 1 litro de cerveja; contra áscaris e oxiúros, tomar um copinho (50 ml) de manhã, em jejum, por 4 dias, meia hora antes de comer.

LOSNA: CATAPLASMA

Socar um punhado de folhas fescas com um pouquinho de leite e um dente de alho; aplicar sobre o ventre contra áscaris e oxiúros.

MAMÃO: LEITE

Carica papaya

Tomar 3 colheres de chá do leite que sai quando se corta a fruta verde ou o tronco do mamoeiro, com igual quantidade de mel e um laxante, em jejum, pela manhã.

MANDACARU

Cereus jamacaru

Descascar a fruta, cobrir com açúcar, colocar no sereno e comer de manhã cedo.

MASTRUZ

Senebiera pinnatifida

Socar as folhas, espremer e misturar
1 colher de sopa do sumo
a 1 xícara de leite;
tomar em jejum.

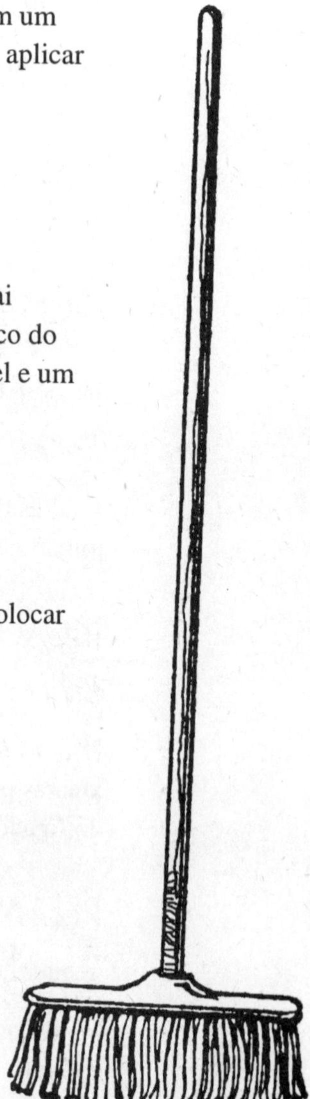

MAXIXE

Cucumis anguris

Fruto ao natural, em saladas cruas.

OLIVEIRA

Olea europea

Usar as folhas e a casca do tronco para fazer um chá e tomar 3 a 5 xícaras por dia.

PÊSSEGO

Prumus persica

Usar as flores para fazer uma infusão e tomar 3 a 5 xícaras por dia.

PICÃO

Bidens pilosa

Usar as folhas numa infusão e tomar 3 a 5 xícaras por dia. Muito eficiente contra vermes do fígado e para tratar hepatites.

PITANGA

Stenocalyx pitanga

Ferver as folhas durante 15 minutos e tomar 3 a 4 xícaras ao dia.

RABANETE: SEMENTES

Raphanus sativus

Ferver 1 colher de sopa de sementes em 1 litro de água durante 20 minutos; tomar ao longo dia.

REPOLHO

Brassica oleracea, var. capitata

Cortar, socar, espremer num pano e extrair o sumo; tomar, em jejum, uma xicrinha de café durante três dias (crianças) e duas (adultos).

repolho é a fonte mais rica e fácil de lactobacilos

LACTOBACILOS DE REPOLHO

o chucrute, repolho fermentado, é famoso por ajudar a digestão de comidas pesadas

De manhã, bater no liquidificador durante meio minuto, primeiro devagar depois em alta velocidade, 1 3/4 copos (420 ml) de água pura ou destilada com 3 copos (720 ml) de repolho cortado bem fininho e não muito apertado.

água comum, tratada com flúor ou cloro, mata os lactobacilos

Colocar a mistura num vidro, cobrir com um pano fino e deixar à temperatura ambiente durante exatas 72 horas; coar e jogar fora o bagaço. Do líquido, apelidado Rejuvelac, 1/4 de copo (60 ml) são o fermento: reservar.

Bater novamente no liquidificador 3 copos de repolho cortado fininho com 1 1/2 copo (360 ml) de água pura, colocar no vidro,

juntar os 60 ml do primeiro Rejuvelac. Chacoalhar o vidro, cobrir e deixar à temperatura ambiente durante 24 horas (o processo vai mais rápido agora porque já tem o fermento).

no iogurte, os lactobacilos declinam após 24 horas; nas cápsulas, ninguém garante que estão vivos

Guardar o resto do Rejuvelac na geladeira e tomar 1/2 copo (120 ml) três vezes ao dia, junto com as refeições. Jogar fora qualquer resto de Rejuvelac depois de 24 horas. Usar diariamente de um a três meses.

O sabor do bom Rejuvelac é ácido e ligeiramente gasoso, lembrando iogurte natural ou água mineral gasosa forte. Se o gosto for podre, jogue fora e comece de novo.

ROMÃ

Punica granatum

Ferver a casca do tronco e tomar meia xícara de 3 em 3 horas, durante alguns dias.

SAPOTI

Achras sapota

Ferver a casca do tronco e tomar 3 a 4 xícaras por dia.

TAMARINDO

Tamarindus indica

Fazer uma infusão com as folhas e tomar 3 xícaras por dia.

POÇÃO VERMÍFUGA CEARENSE

Maria Odete Uchoa,
"A natureza a serviço da vida"

50 gramas de argila em pó

5 gramas de sementes de mastruz *(Senebiera pinnatifida)*

5 gramas de hortelã rasteira

5 gramas de sementes de mamão

5 gramas de sementes de bucha (maxixe-do-pará)

1 colher (chá) de batata-de-purga

1 colher (chá) de carvão vegetal

Tudo deve ser seco e transformado em pó; misturar bem e passar na peneira; tomar uma colher (chá) dessa mistura com água ou leite durante 7 dias. Depois, tomar uma vitamina de jatobá com cajueiro.

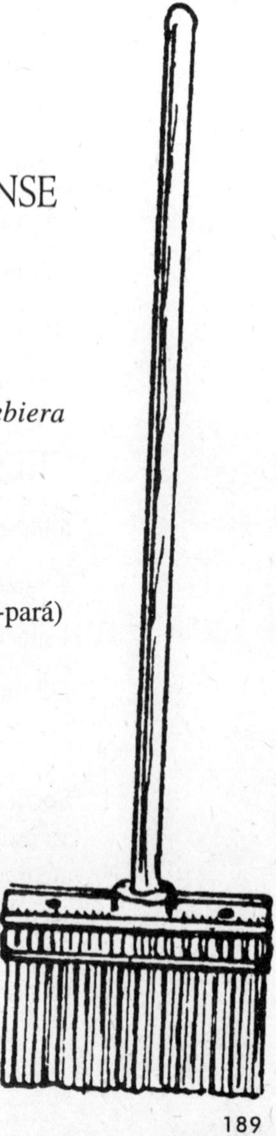

TEMPERO CONTRA VERMES

Clara Brandão, "Alimentação alternativa"

Temperar os alimentos
cada dia com um tipo de planta:

segunda-feira, hortelã

terça-feira, alho

quarta-feira, mastruz

quinta-feira, coentro

sexta-feira, salsa ou cebolinha.

GELÉIA CONTRA VERMES

também da Clara Brandão

4 bananas maduras com casca

1 maço de mastruz com semente

1/2 maço de hortelã

1 1/2 copo de açúcar

Socar bem o mastruz com a hortelã e o açúcar,
acrescentar as bananas. Levar ao fogo
até dar ponto de geléia e comer
1 colher (chá) duas vezes ao dia,
ou passar no pão, na bolacha,
na mandioca, no beiju, etc.

ARGILA

contra giárdia

Colocar, à noite, uma colher de sopa de argila em pó num copo d'água, mexendo bem; de manhã, quando a argila já assentou no fundo, beber a água em jejum e repetir durante dez dias. Emplastros de argila na barriga também são úteis contra parasitas.

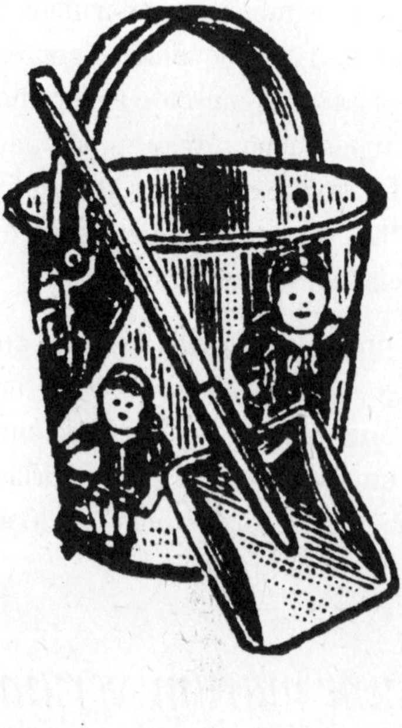

Da homeopatia

Cina (Artemísia austríaca)

Indicada para sintomas de lombrigas como coceira no nariz, fome canina, ranger de dentes, cólicas, gritos, estrabismo, cor azulada em torno da boca, tosse, coqueluche, enurese noturna, pulsação do músculo superciliar; para "crianças impertinentes, mal-humoradas, irritáveis, que querem tudo e rejeitam tudo quanto se lhes dá, que não querem ser tocadas nem acariciadas" (Nilo Cairo).

Cina TM (tintura-mãe), 10 a 15 gotas em um pouco d'água, de manhã e à noite, durante 4 dias. Para crianças, 2 gotas por cada ano de idade, até um máximo de 7 gotas diárias no total. Também *Allium sativum* TM, 20 a 50 gotas à noite durante 4 dias.

Teucrium marum verum

Receitado contra oxiúros como principal remédio, mas *Cina, Sinapis nigra, Aesculus,*

Rathania, Aconitum, Lycopodium e *Ipeca* também são indicados.

Filix mas

Indicado contra tênia como remédio principal; *Mercurius corrosivus, Stannum, Cuprum aceticum* e *Kali iodatum* também são indicados.

Da acupuntura

Citado por Marguerite de Surany, *Le Perpetuel Devenir*: "A bexiga regula e estabiliza a atitude da pessoa. O meridiano da Bexiga elimina tudo o que é turvo. Responde à tensão nervosa. É ativo para os vermes intestinais: expulsa a tênia. (...) É o 67 da Bexiga que trata dos vermes parasitas de toda variedade. (...) Assim como o veneno dos vermes no vinho o transforma em vinagre, no corpo o veneno dos vermes também age."

"Abundância de saliva pelos três vermes intestinais." A saliva é tratada pelo 10 da Bexiga, que dispersa os excessos. Recomenda-se agir três dias antes e três dias depois do começo da lua nova, já que é nesse período que eles se acasalam e botam ovos, e repetir três vezes.

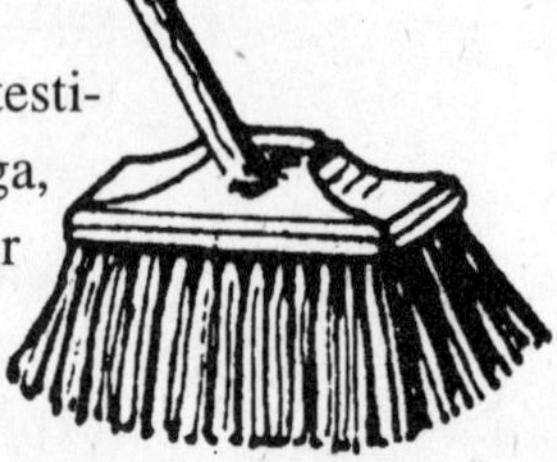

Da macrobiótica

ARROZ INTEGRAL CRU

Esta é a principal estratégia macrobiótica para acabar com os vermes: ficar em jejum até a hora do almoço, e aí comer um bom punhado de arroz integral cru, meio punhado de sementes de abóbora descascadas e outro meio punhado de alho, cebola e alho-poró ou cebolinha verde picadinhos. Uma hora depois tomar um chá de artemísia bem forte, ou de losna. Esperar duas horas antes de fazer uma refeição normal. Repetir durante 3 dias, descansar uma semana e fazer mais 3 dias. A explicação é que os vermes ficam intoxicados e vão abandonando o navio, digo, o corpo.

Se não for possível ficar em jejum até a hora do almoço, o tratamento deve ser feito de manhã.

Na hora em que dá uma fome súbita e incontrolável, característica de algumas verminoses, também é útil comer um punhado de arroz integral cru ou de sementes de abóbora descascadas.

Quem não tem dentes fortes para triturar o arroz pode socar os grãos no pilão e comer salivando bem.

TRIGO-SARRACENO

Pode-se comer o macarrão, chamado *soba*, ou simplesmente misturar a farinha com água, fazer rolinhos e comer, crus mesmo. Para obter uma farinha mais fresca, moer os grãos no liquidificador e peneirar.

CHÁ DE HABU

Cassia torosa

Tostar ligeiramente 1 colher de sopa de sementinhas de habu até começarem a pular; ferver durante 3 minutos com meio litro de água; deixar esfriar e beber ao longo do dia.

CHÁ DE ARTEMÍSIA

Fazer uma infusão vertendo meio litro de água quase fervendo sobre duas colheres de sopa de artemísia fresca (folhas, talos e flores, se houver); tomar 3 xícaras por dia.

SUMO DE ARTEMÍSIA CRUA

Socar e espremer um punhado de folhas frescas de artemísia; tomar o sumo em jejum, pela manhã, e continuar sem comer até o almoço.

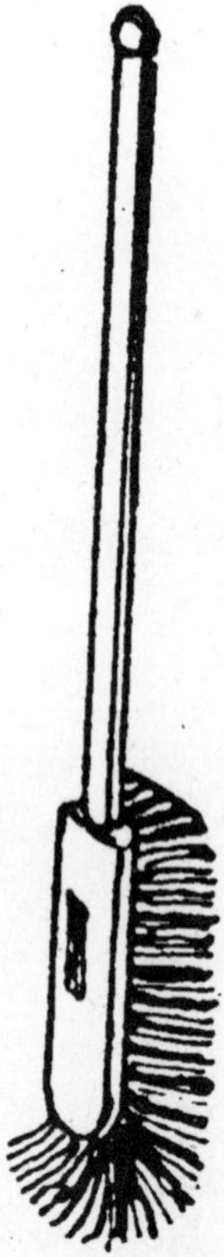

SEMENTES DE ABÓBORA EM PASTA

Secar ao sol ou no forno as sementes de uma abóbora japonesa (hokkaido), que é arredondada e tem a casca verde-escura brilhante. Descascar então as sementes, abrindo-as com a ponta da faca. Socar no pilão 1 colher de sopa das sementes descascadas até virarem pasta, comer e ficar em jejum até o almoço. Repetir durante um mês, alternando a cada semana com o chá de sementes de abóbora tostadas.

CHÁ DE SEMENTES DE ABÓBORA TOSTADAS

Tostar as sementes no forno ou na frigideira e ferver 1 colher de sopa delas com 1 1/2 copo de água, durante 20 minutos. Tomar em jejum, pela manhã, e não comer até a hora do almoço. Repetir durante um mês, alternando a cada semana com as sementes de abóbora em pasta.

CALDO DE DOKUDAMI

Hontuyinia cordata

40 gramas de folhas de dokudami, socadas e espremidas; tomar meia xícara de café desse sumo, duas ou três vezes ao dia.

CALDO DE ALHO

Cozinhar 7 dentes médios de alho em meio copo d'água até ficarem macios; coar e beber, uma ou duas vezes ao dia.

CEBOLINHA VERDE OU NIRÁ

São tóxicas para os vermes e devem estar sempre acompanhando a comida, cruas ou cozidas.

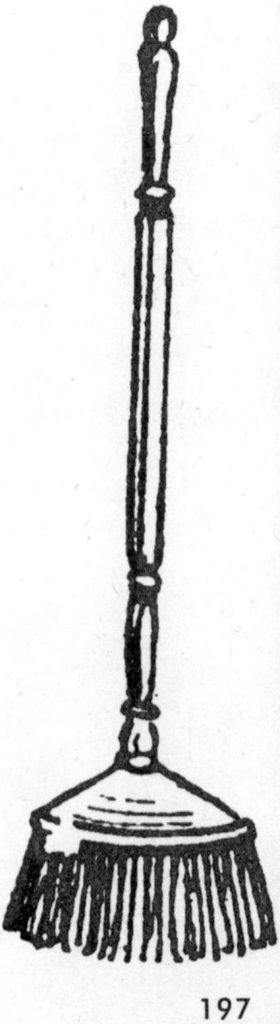

A RECEITA DA DRA. CLARK CONTRA VERMES, CÂNCER E TODAS AS DOENÇAS

Ela usa dois ingredientes que temos aqui,
losna e cravo-da-índia, e um que só
existe nos Estados Unidos,
a tintura extraforte de *black walnut hull,*
a capinha verde da noz de *Juglans nigra.*
Diz que essa combinação acaba
com 120 tipos de vermes e protozoários.

A losna *(Artemisia absynthium)* deve ser seca,
triturada e colocada em cápsulas contendo
200 a 300 mg de erva.

Os cravos *(Dianthys caryophyllus)* devem
ser moídos e imediatamente colocados
em cápsulas de gelatina tamanho 00
(se não tiver, servem os tamanhos 0 e 000);
o princípio ativo do cravo é muito volátil
e se perde em poucos minutos,
e a dra. Clark afirma que é a única
substância capaz de atingir
os ovos dos parasitas em qualquer
lugar do corpo.

O tratamento começa usando
os três produtos ao mesmo tempo,
sempre de estômago vazio, antes de comer.
E continua pelo resto da vida, uma vez por
semana, com doses de manutenção.

Dia 1

Extrato: 1 gota em 1/2 xícara de água antes do almoço
Losna: 1 cápsula de losna antes do jantar
Cravo: 1 cápsula de cravo antes das 3 refeições

Dia 2

Extrato: 2 gotas em 1/2 xícara de água antes do almoço
Losna: 1 cápsula de losna antes do jantar
Cravo: 2 cápsulas de cravo antes das três refeições

Dia 3

Extrato: 3 gotas em 1/2 xícara de água antes do almoço
Losna: 2 cápsulas de losna antes do jantar
Cravo: 3 cápsulas de cravo antes das três refeições

Dia 4

Extrato: 4 gotas em 1/2 xícara de água antes do almoço
Losna: 2 cápsulas de losna antes do jantar
Cravo: 3 cápsulas de cravo antes das três refeições

Dia 5

Extrato: 5 gotas em 1/2 xícara de água antes do almoço
Losna: 3 cápsulas de losna antes do jantar
Cravo: 3 cápsulas de cravo antes das três refeições

Dia 6

Extrato: 2 colheres de chá em 1/2 xícara de água antes do almoço (fim da série; repetir uma vez por semana)
Losna: 3 cápsulas de losna antes do jantar
Cravo: 3 cápsulas de cravo antes das três refeições

Dias 7 e 8

Losna: 4 cápsulas de losna antes do jantar
Cravo: 3 cápsulas de cravo antes das três refeições

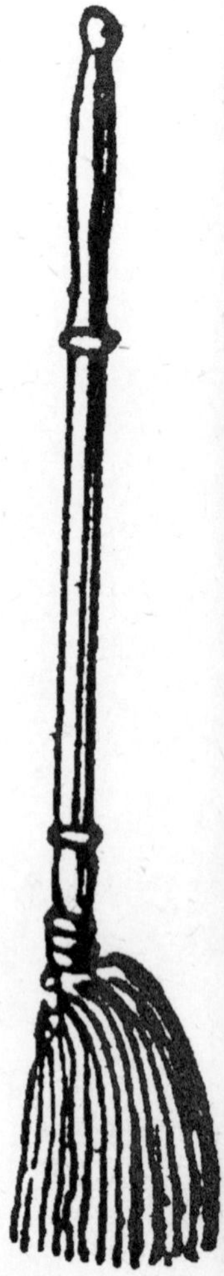

Dias 9 e 10
Losna: 5 cápsulas de losna antes do jantar Cravo: 3 cápsulas de cravo antes das três refeições
Dia 11
Losna: 6 cápsulas de losna antes do jantar Cravo: 3 cápsulas de cravo antes do almoço (fim da série; repetir a dose uma vez por semana)
Dia 12
Losna: 6 cápsulas de losna antes do jantar
Dia 13
Losna: 7 cápsulas de losna antes do jantar Extrato: 2 colheres de chá em 1/2 xícara de água antes do almoço (repetição uma vez por semana)
Dias 14, 15 e 16
Losna: 7 cápsulas de losna antes do jantar (fim da série; repetir a dose uma vez por semana).

Diz a dra. Clark que tanto a presença de parasitas quanto seu extermínio causam perturbação no sono, mesmo em quem nunca teve problemas de insônia, porque eles produzem muita amônia; por isso ela recomenda tomar suplementos de ornitina durante o programa de vermifugação.

ornitina para dormir bem

Ornitina é um aminoácido que reduz o nível de amônia no organismo e aprofunda o sono sem produzir efeitos colaterais. Ela diz para experimentar três dias seguidos, 2, 4 e 6 cápsulas, e ver qual é a melhor dosagem.

ZAP NELES!

Essa dra. Clark é uma pesquisadora incansável, e inventa coisas dignas de Professor Pardal. Inventou um aparelhinho que mata vermes, fungos, bactérias e vírus através de radiofreqüência. É o zap.

Primeiro inventou outro, que mede as ondas de radiofreqüência que cada animal emite, vivo ou morto. Aí começou a procurar dentro do corpo ressonâncias para amostras de laboratório com parasitas de humanos, como por exemplo a fascíola, e descobriu um meio de irradiar de volta, na mesma freqüência, de modo a interferir energeticamente no verme de forma mortal. Com o tempo foi aprimorando a coisa e hoje ensina a construir um aparelhinho muito simples, o zapper: um gerador de freqüência com dois cabos de cobre que a pessoa segura nas mãos enquanto recebe uma corrente energética de 9 volts durante alguns minutos.

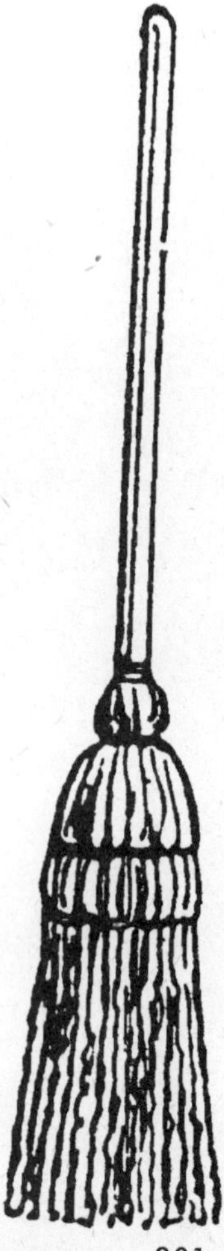

Num primeiro momento, diz ela, isso mata todos os vermes. Mas joga em circulação as bactérias e vírus e fungos que estavam parasitando esses vermes. Então é preciso outras aplicações, que vão dando cabo deles, das larvas e ovos. No total são 10 dias de tratamento, com três aplicações diárias de 7 minutos cada, com intervalos de 20 minutos, num aparelhinho simples e barato que qualquer um pode ter.

Feita a faxina, é fundamental limpar o corpo das toxinas remanescentes. A dra. Clark indica no livro uma limpeza completa de rim e fígado, para a qual também dá receitas, e prega um lembrete:

"O verdadeiro desafio
não é matar nossos invasores,
mas recuperar a saúde
e a imunidade".

DA FARMÁCIA

O termo "vermífugo" se refere mais à droga que bota os vermes para fora do intestino, sem matar – a substância entra por via oral, desce pelo grande tubo e age por contato com o freguês. Mas os parasitas que estão em outros órgãos precisam ser atingidos através da circulação do sangue, o que aumenta a intoxicação geral do hospedeiro. Por isso nunca é bom tomar remédios por conta própria; se as doses e substâncias forem inadequadas, não adianta e fortalece os bichos. Se for impossível fazer exames e receber orientação médica, o conselho do dr. Copelman (– "Não tem outro jeito!") é apelar a um farmacêutico experiente, de confiança, e tomar uma droga polivalente.

anti-helmíntico é o preparado que afugenta ou destrói os vermes, tanto do intestino quanto dos outros órgãos, mas não os protozoários

Albendazol: áscaris, oxiúros, tricocéfalos, ancilóstomos, equinococos, estrongilóides, larva migrans cutânea e visceral, cisticercose

Bitionol: fascíola hepática e paragonimus westermani

Cambendazol: estrongilóides

Dietilcarbamazine: filárias

Ditiazanine: estrongilóides e tricocéfalos

Flubendazol: áscaris, oxiúros, tricocéfalos, ancilóstomos e triquinose

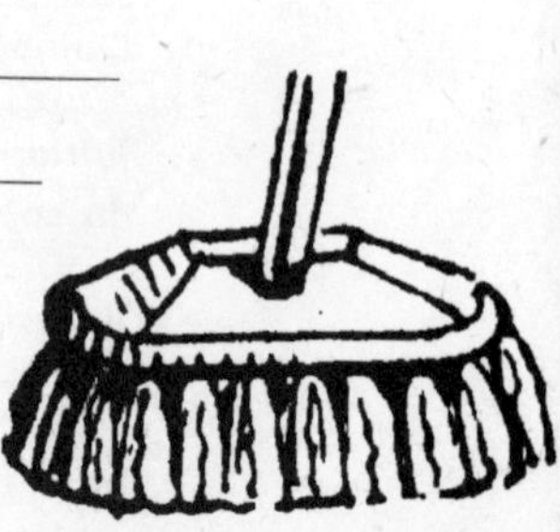

Hidroxinaftoato de befênio: ancilóstomos

Ivermectin: larva migrans cutânea

Levamisol: áscaris, ancilóstomos

Mebendazol: áscaris, oxiúros, ancilóstomos, triquinas, larva migrans visceral

extrato de silimarina, ou cardo mariano, é excelente para proteger o fígado antes e depois do bota-fora dos bichos

Mentha crispa: hortelã da folha miúda é a base do Giamebil, usado contra giárdias e amebas

Metrifonato: esquistossomas

Metronidazol, secnidazol, tinidazol, ornidazol: amebas, giárdia, tricomonas

Niclosamida: tênia, himenolépis, botriocéfalo, fascíola intestinal

Oxamniquina: esquistossomas *(S. mansoni)*

Praziquantel: tênia e outros cestóides, esquistossomas, cisticercos e todas as fascíolas

Piperazina: áscaris e oxiúros

Pirantel: áscaris, oxiúros, ancilóstomos

Pirvínio: oxiúros

Quinacrine: cestódeos

Tetramisol: nematódeos intestinais, e parece que dá conta das larvas também

Tetracloretilene: ancilóstomos e fascíola intestinal

Tiabendazol: estrongilóides, áscaris, triquina, larva migrans cutânea e visceral.

A dieta do dr. Barcellos contra o câncer e todas as alergias

O dr. Barcellos é um médico carioca octogenário que pensa o seguinte: o lugar onde os vermes se alojam vira uma terra-de-ninguém que acaba degenerando. Os tecidos ficam muito sensíveis, frágeis, têm muitas reações alérgicas, muitas deficiências, pouca defesa – e é aí que começam a acontecer coisas estranhas – os tecidos vão criando células gigantes, deformadoras, que consomem muito sangue e muitos nutrientes. Só que o dr. Barcellos descobriu uma dieta que faz reverter a maioria dos casos de alergia, de todos os tipos; e ela também reverte muitos casos de câncer, de todos os tipos.

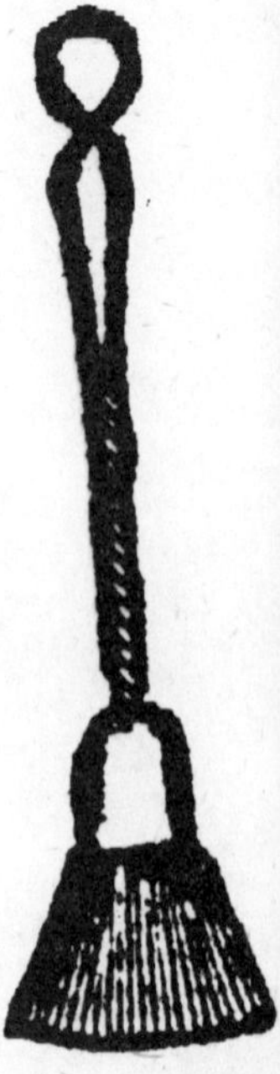

Como, minha senhora? Se há provas disso? Há testemunhos, evidência clínica, funciona para muita gente, às vezes não funciona. Mas a pessoa não pode sequer encostar a língua em: leite e todo laticínio, feijão de qualquer tipo, tubérculo de qualquer tipo, aveia, carnes de porco, lagosta e camarão, abacate, castanha portuguesa e vitamina C sintética.

– Em suma, não se pode comer nada! Muito prática, esta dieta...

Claro que pode, minha senhora. Sobram arroz, trigo, milho, centeio, painço, carnes vermelhas, peixes, aves, cenoura, bardana, nabo, beterraba, aipo, funcho, rabanete, abóbora, abobrinhas, pepino, chuchu, maxixe, quiabo, jiló, berinjela, pimentão, tomate, alface, cebola, alho, chicória, rúcula, agrião, acelga, couves, brócolis, salsa, cebolinha, tomilho, manjericão, gengibre, cogumelos, algas marinhas, gelatinas, etc, e todas as frutas menos abacate, e isso tudo se pode comer com pão, macarrão, massa de torta...

Mas claro que o dr. Barcellos não é nenhum sádico para deixar uma pessoa a vida inteira na dieta. Ele limpa a alimentação de certas proteínas para desintoxicar o organismo e restabelecer ao máximo a saúde dos tecidos. Acrescenta suplementos de ferro, porque o paciente geralmente tem uma anemiazinha, como diz ele, às vezes receita mais alguma coisa, e vai pedindo exames de sangue e fezes.

No sangue, olha muito a eosinofilia – quando há mais eosinófilos presentes é sinal de que estão atacando algum verme grande. Nas fezes, tenta descobrir qual é o verme: "Tem que fazer o exame de dez em dez dias até dar positivo!", diz ele. E aí, quando a pessoa está mais fortalecida, ele dá o vermífugo.

Acabaram os vermes? Acabou-se a dieta, o paciente está livre.

Enquanto isso, a dra. Clark diz que um tumor canceroso é o maior antro de vermes, bactérias, fungos e vírus. Que basta acabar com os vermes para o tumor começar a regredir.

Sei não, mas algo me diz que é simples demais para ser bom. Simples demais para dar certo. Simples demais para não tentar.

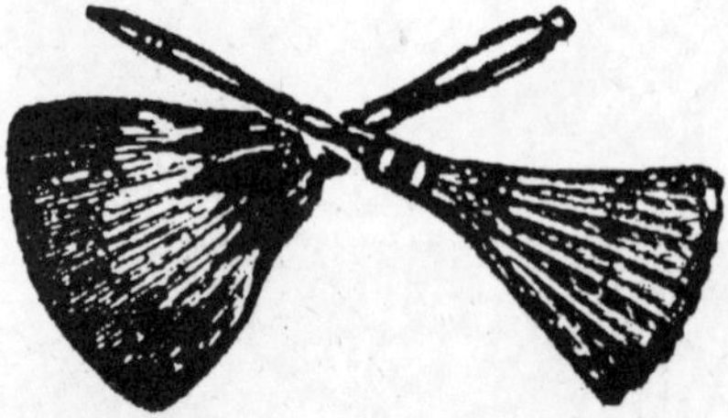

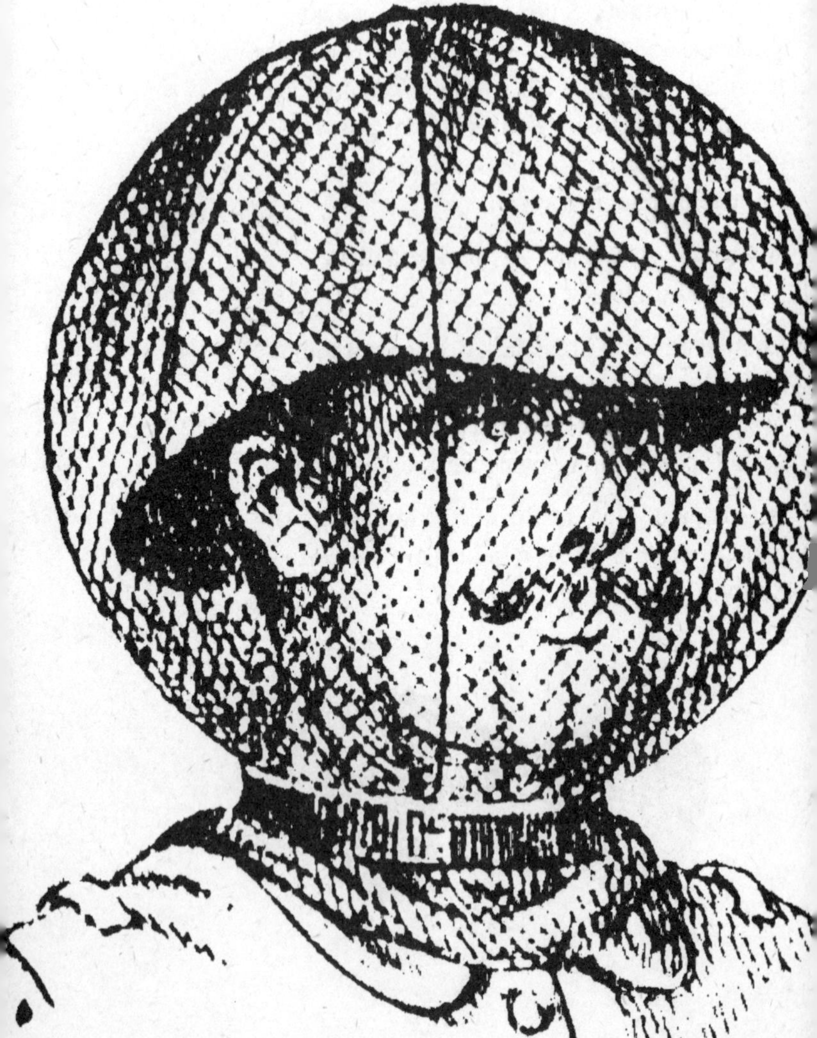

Outros bichos

*Insetos (baratas, moscas, formigas,
mosquitos, besouros e outros), crustáceos
(caranguejos, lagostas, camarões & Cia.)
e aracnídeos (aranhas, carrapatos e ácaros)
são todos artrópodes, e os artrópodes
são o maior e mais avançado grupo
de animais invertebrados do bioma
terrestre. Em matéria de evolução,
eles excedem os vertebrados –
são os mais bem-sucedidos
competidores ecológicos do ser humano.
As bactérias fotossintetizadoras surgiram
há 3,5 bilhões de anos. Unicelulares
eucariontes, há 2 bilhões de anos. Primeiros
animais: vermes, medusas e esponjas,
há 650 milhões de anos. Primeiros
artrópodes, há 440 milhões de anos,
junto com as primeiras plantas.
Como, minha senhora? Nós, humanos?
Surgimos outro dia mesmo,
há apenas 2 milhões de aninhos...*

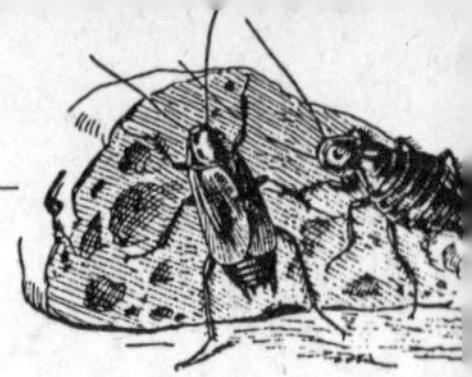

BARATAS

Periplaneta americana

Com sua mania de testemunhar tudo há quase meio milhão de anos, baratas enfiam suas patinhas em qualquer lugar e assim espalham uma quantidade enorme de doenças parasitárias. Ovos de vermes e protozoários, por exemplo, elas carregam do esgoto sem qualquer proveito próprio, largando-os em lugares inimagináveis. Servem só como transporte, não são vetores biológicos para qualquer das doenças parasitárias humanas; mas servem como hospedeiras intermediárias de *Moniliformis moniliformis*, parasita do intestino delgado do rato.

caruncho

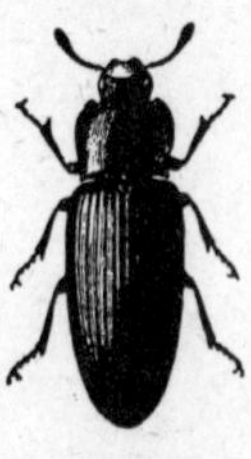

CARUNCHO

Tribolium confusum

O caruncho é uma praga comum em celeiros de grãos e sacos de farinha. Pode servir de hospedeiro intermediário para vários tipos de parasitas, incluindo *Himenolepis spp*.

PIOLHO E CHATO

Pediculus capitis, P. humanus e Phthirus pubis

São parasitas universais dos humanos, ocorrendo em todas as regiões do globo e classes socioeconômicas onde haja pouca higiene. Todos transmitem rickéttsias causadoras de febres, entre elas a tifóide, a das trincheiras e recorrente.

O piolho do corpo *(P. humanus)* é mais comum nos lugares frios, onde as pessoas ficam tempos com a mesma roupa. O piolho de cabeça *(P. capitis)* é mais popular por aqui, sobretudo em crianças que se infestam na escola; as fêmeas põem até dez ovos (lêndeas) por dia, que ficam grudados nos cabelos e em 9 dias já são um piolho adulto.

O chato *(Phthirus pubis)* é transmitido entre humanos geralmente por contato direto, mas também através de roupas, toalhas e estofamentos contaminados. Prefere cabelinhos de púbis, axilas, barbas, sobrancelhas e cílios.

piolhos:
de cabeça
e do corpo

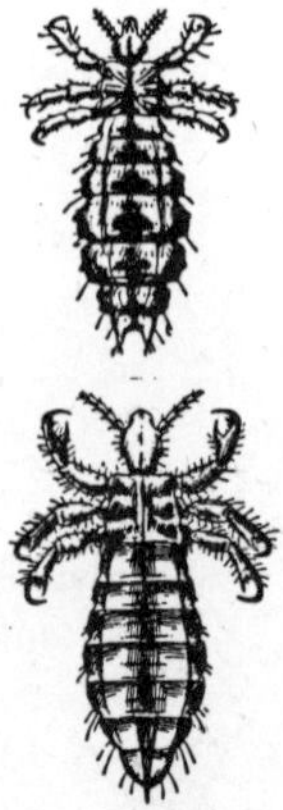

chato

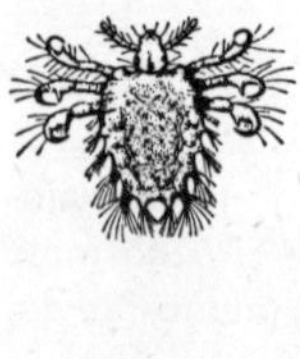

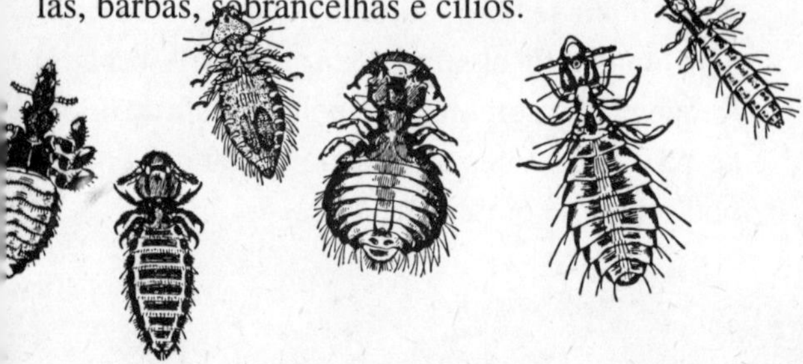

outros piolhos:
de cavalo,
galinha, pombo
e peru

BARBEIRO

Triatoma infestans

Esse é o mais conhecido transmissor do mal de Chagas, ou Tripanossomíase americana, junto com mais trinta espécies e gêneros relacionados; inseto cascudo, alimenta-se de sangue, tem hábitos noturnos e é chamado de bicho-barbeiro, bicho-de-frade, bicho-de-parede, bicudo, cascudo, chupança, chupão, chupa-pinto, fincão, furão, gaudério, percevejão, percevejo-do-sertão, percevejo-gaudério, procotó, rondão, vunvum.

percevejo-de-cama

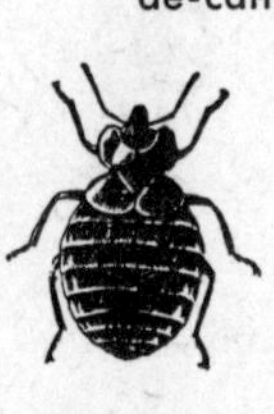

PERCEVEJO

Cimex lectularius

C. hemipterus

percevejo-do-mato (maria-fedida)

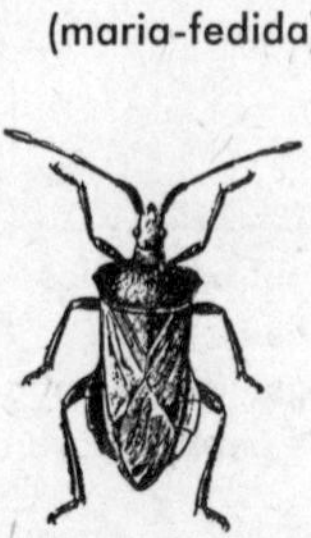

Alimentam-se obrigatoriamente de sangue e podem transmitir alguma doença, mas isso não é freqüente. Sua presença demonstra falta de higiene na casa. As fêmeas vivem um ano e podem botar mais de quinhentos ovos.

PULGAS

Siphonapterae

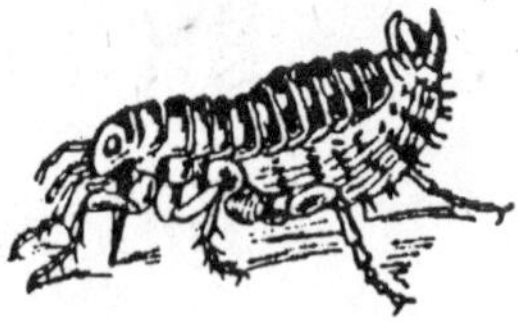

A classificação científica separa as pulgas, mas cães e gatos as juntam: tanto a *Ctenocephalides felis* quanto a *C. canis* são encontradas pulando alegremente em ambos, e servem igualmente de hospedeiras intermediárias para os cestódeos *Dipylidium caninum*, *Hymenolepis nana* e *H. diminuta*. Humanos, principalmente crianças, são infectados quando engolem uma pulga. Também podem transmitir tifo murino (*Rickettsia mooseri* e *R. typhi*) e peste bubônica (*Yersinia pestis*).

Existem muitas espécies de pulgas: a humana, *Pulex irritans*, a das galinhas, *Ceratophyllus gallinae*, a das galinhas americanas, *C. niger*, a famosa *Tunga penetrans*, que é o bicho-do-pé, a dos ratos orientais, *Xenopsylla cheopis*, a dos brasileiros, *X. brasiliensis*, e mais 100 variedades.

A mordida da pulga geralmente inflama, coça e de vez em quando produz uma reação cutânea grande, chamada pulicose. As pulgas dos ratos só atacam humanos se estiverem passando fome, mas as de cães e gatos não têm preconceito. Todas elas são parasitadas por bichos menores: ácaros, vermes nematódeos, bactérias, fungos, vírus e sabe Deus o que mais.

BICHO-DO-PÉ

Tunga penetrans

Também chamado bicho-de-porco, espinho-de-bananeira, jatecuba, nígua, pulga-da-areia, sico, taçura, taçuru, tunga, xiquexique, zunge, zunga e zunja, o bicho-do-pé não passa de uma pulga fêmea de 1 milímetro que vive na areia e, depois de fertilizada, gruda na pele do pé humano e invade o tecido subcutâneo formando um cisto. Lá dentro sua barriga de grávida cresce até ficar com 0,5 a 1 cm de diâmetro, com cerca de cem ovos dentro. A lesão, geralmente nos dedos ou embaixo do pé, coça muito, é dolorosa e sensível, com um ponto preto no centro. O tratamento consiste em tirar o inseto inteiro, do contrário pode haver inflamação e infecção.

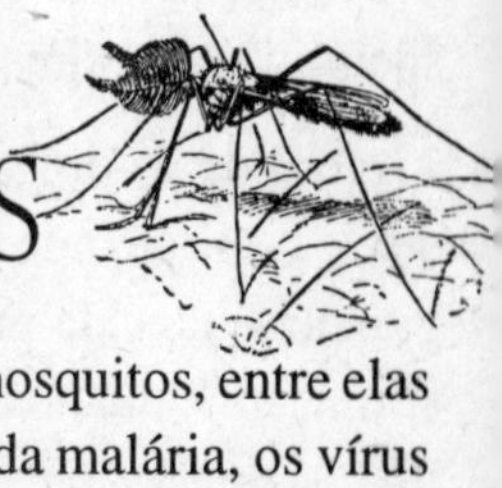

MOSQUITOS

Existem muitas espécies de mosquitos, entre elas as que transmitem o parasita da malária, os vírus da dengue e da febre amarela, o verme cardíaco canino *Dirofilaria immitis* e o parasita da leishmaniose. Na verdade, quem pica mais são as mosquitas, que precisam de sangue para fertilizar seus ovos. Ao fisgar a vítima elas injetam na pele uma saliva anticoagulante, para poderem mamar à vontade, e é nessa carona que o agente infectante vai. A melhor prevenção continua sendo evitar águas paradas e comer inhame.

ÁCAROS

ácaro

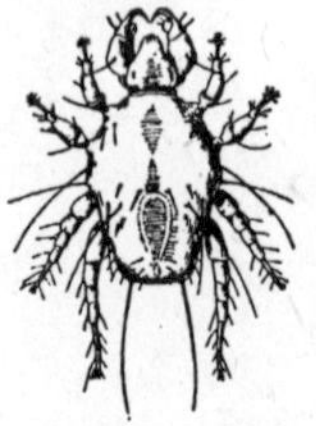

Ácaros são criaturas que se adaptam muito bem às circunstâncias mais diversas. Parasitam animais por fora e por dentro, plantas, solo, água fresca e salobra, fontes quentes. Podem viver no nariz, nos sínus, pulmões, estômago ou tecidos profundos do corpo, causando uma série de mazelas. Os que comem plantas danificam as folhas e transmitem doenças virais.

Medem de 0,1 a 6 milímetros, têm quatro pares de pernas e respiram por uma traquéia ou através da pele. Os ácaros das aves, dos ratos, dos gatos, pássaros e macacos são parasitas da subordem *Mesostigmata*. A classificação dos ácaros é tão numerosa quanto surpreendente. Os *Acaridae* atacam grãos e queijos, e as larvinhas de *Trombicula berlese* são os minúsculos carrapatos micuins. Os ácaros cascudos, *Oribatida,* são importantes no desenvolvimento da fertilidade do solo e transmitem parasitas aos animais domésticos.

ácaro do queijo

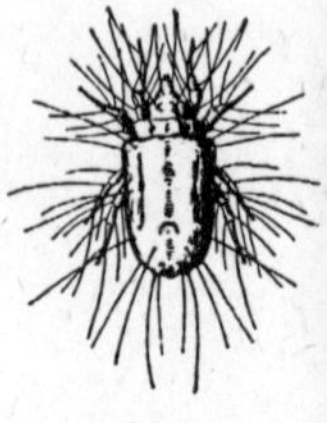

CRAVOS CUTÂNEOS

Demodex folliculorum, ou não

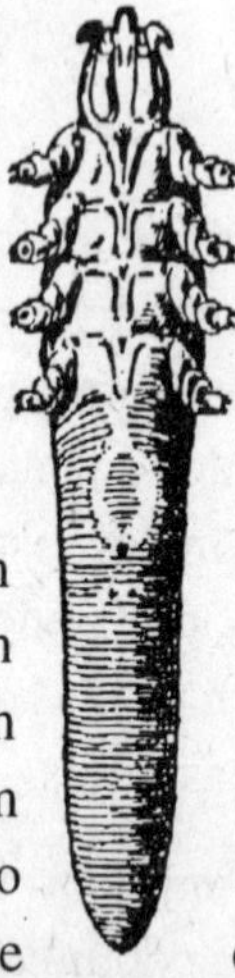

Aqui existe uma certa controvérsia: como o pequeno e alongado ácaro *Demodex folliculorum* gosta de viver nos folículos pilosos onde surgem os cravos, vários autores dizem que ele é o vilão da história; sua presença seria responsável pelo desastre. Outros acham que sua presença ali não influi em nada, uma vez que há *Demodex* em folículos sem cravos e cravos sem *Demodex* dentro. O que se sabe com certeza é que o cravo é um saquinho mais cheio de sebo que o normal, e que os pontos pretos são sinal de que o poro está aberto e o sebo superficial oxidou. A acne, que é uma multidão de cravos, geralmente povoa o rosto dos adolescentes; pode atacar adultos, sobretudo quando há instabilidade hormonal em jogo. Também está ligada à bactéria *Propionibacterium acne,* de alguma forma que ainda não foi suficientemente esclarecida. E, segundo a atenta dra. Hulda Clark, poderia resultar de larvas de triquina que se alojam na pele...

CARRAPATOS

Eles são parasitas importantes tanto nos grandes animais selvagens quanto nos domésticos; transmitem agentes infecciosos e, embora não morram de amores por humanos, volta e meia atacam algum.

carrapato

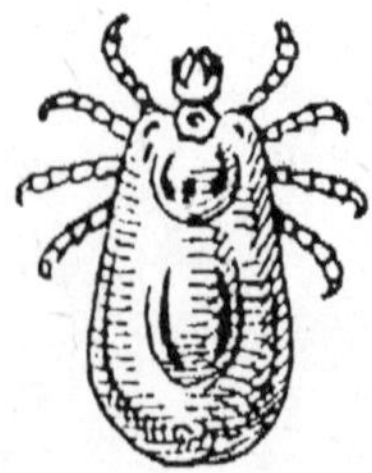

Há carrapatos moles e carrapatos duros. A maioria mede menos de 1,5 cm. Uns têm olhos, outros não.

Carrapatos duros como o *Dermacentor varabilis* grudam no hospedeiro e se alimentam continuamente durante vários dias. Então a fêmea, satisfeita, larga o hospedeiro e procura um lugarzinho confortável para descansar, pôr seus ovinhos e morrer em paz.

a diferença entre eles e os ácaros é simplesmente um orifício sensor no segmento final do primeiro par de perninhas

Suas pimpolhas são larvas de seis perninhas que nascem, sobem nas folhas de capim e ficam esperando um hóspede apetitoso passar.

O cheiro de ácido butírico, que emana de todos os mamíferos, estimula as larvinhas e elas caem de boca: grudam. Depois de se encherem de sangue fresco elas se soltam e mudam de estágio, tornando-se ninfas de oito pernas – que, por sua vez, também esperam um sanguíneo apetitoso passar, vão em cima, se empapuçam, se soltam e amadurecem como adultos machos e fêmeas, que podem viver até três anos sem comer de novo.

A maioria dos carrapatos duros vive nas matas, mas uns poucos, como o carrapato marrom dos cachorros (*Rhipicephalus sanguineus*), são pragas caseiras. O *Amblyomma cajennense* (carrapato-estrela) pode causar reações alérgicas sérias através da saliva e é o principal transmissor da febre maculosa *(Rickettsia rickettsi)*. Suas larvas também são conhecidas como micuins, mordendo homens e animais entre agosto e outubro e causando uma comichão intensa (micuim-amarelo, timicuí, timicuim, bicho-colorado).

cachorros

micuins

Carrapatos duros lesam o hospedeiro porque sugam grandes quantidades de sangue, secretam neurotoxinas que envenenam os nervos (às vezes levando a paralisia e morte) e transmitindo doenças como febre maculosa, mal de Lyme, febre do gado do Texas, anaplasmose, febre Q, tularemia, febre hemorrágica e uma forma de encefalite.

Carrapatos moles também podem transmitir essas doenças. Comem intermitentemente, põem várias séries de ovos, passam através de diversos estágios ninfóides e se desenvolvem dentro de casa, não no mato.

SARNA

Sarcoptes scabiei hominis

Este é o ácaro da sarna, ou escabiose, uma infecção humana contagiosa e muito antiga, caracterizada por erupções pruriginosas. O parasita é ovalado, mole, sem olhos nem órgãos respiratórios, com quatro pernas. Abre canais na epiderme, que as fêmeas vão enchendo de ovos. São minúsculos: o macho mede 0,2 mm, a fêmea 0,4 mm. A transmissão se dá geralmente por contato direto, mas também por lençóis, roupas e outros objetos contaminados, onde os ácaros podem viver dois dias sem comer.

Sarcoptes scabiei

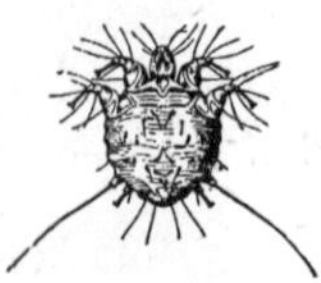

Os *S. scabiei canis* e outras variedades infestam cachorros, gatos e outros animais e não gostam de humanos – podem até tentar, mas desistem logo.

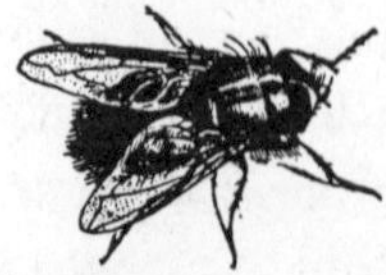

MOSCAS

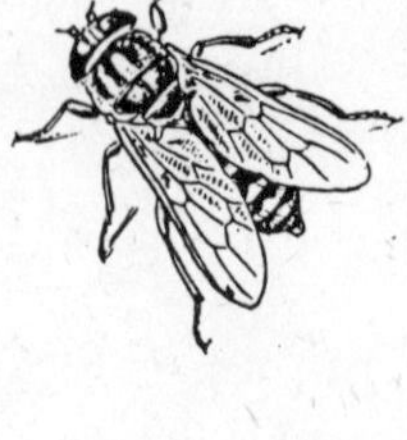

Existem três tipos de moscas: as que ficam voando em volta dos animais, as que picam e assim transmitem agentes infecciosos, e as que gostam de uma comida azeda, uma lata de lixo, uma carninha podre, uns excrementos.

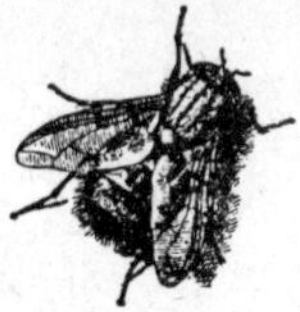

mosquinha azul da carne

Uma das mais comuns é a *Calliphora erytrocephala*, a mosca azul da carne. Ela cospe um líquido que ativa a decomposição da carne e ali põe até 200 ovinhos de cada vez, de onde sairão larvas que rapidinho se tornarão moscas. Cada mosca é capaz de produzir cinco trilhões de mosquinhas, todas pondo ovos em comidas humanas e ativando a corrupção e a infecção.

Miíase (bicheira, berne)

berne

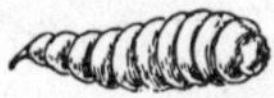

Moscas de pelo menos 14 variedades depositam seus ovos na pele de humanos, como se fôssemos meras goiabas, e as larvas que saem de dentro cavam um buraquinho ou penetram em feridas e se aninham nos tecidos subcutâneos de qualquer lugar do corpo, inclusive nas cavidades nasais, auditivas, nos sínus, nos tratos gastrointestinal e geniturinário. A pele é a vítima predileta; o bicho crescendo parece um furúnculo ou uma erupção latejante; coça e pode dar febre.

Duas dessas moscas são *Cochliomya macellaria e C. omnivorax,* as populares varejeiras, responsáveis por bicheira de cachorros (*C. omnivorax*) e bernes. A bicheira se alimenta de tecidos mortos, os bernes de tecidos vivos. Outra mosca desse tipo é a *Dermatobia hominis,* que, em pleno vôo, põe seus ovos em outro inseto; as larvas entram na pele dos mamíferos, ficam 45 dias e viram bernes; saem e ficam 70 dias no chão, como pupas, antes de virar moscas.

MOSCAS TSÉ-TSÉ

Glossina spp.

Das vinte e poucas espécies de moscas glossina reconhecidas, apenas três não transmitem os tripanossomas humanos. Várias delas são vetores muito importantes da tripanossomíase africana, ou doença do sono.

tsé-tsé

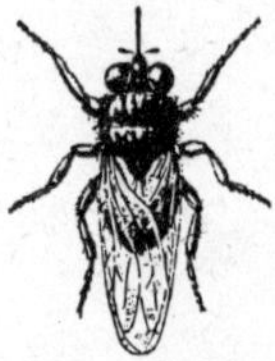

Todas as moscas podem servir de meio de transporte involuntário para ovos de parasitas que ficam grudados em suas patinhas.

MOSCAS & FORMIGAS

Sempre se desconfiou de que as formigas lava-pés fossem parasitadas por alguma criatura, e finalmente isto se confirmou: colônias da formiga (espécie *Solenopsis saevissima*) foram expostas às moscas do gênero *Pseudacteon*, e as operárias mudaram imediatamente de postura: assumiram uma atitude de defesa, patas dianteiras levantadas e mandíbulas abertas. Mas não conseguiram impedir a mosca de atacar violentamente as operárias maiores, depositando um ovo no tórax de cada uma delas. Geralmente ela tem centenas deles para botar. Bem; alguns dias depois a larva sai do ovo, fica três dias no tórax da formiga e migra para a cabeça, onde passa a consumir todos os tecidos e a crescer até ficar do mesmo tamanho da cabeça da hospedeira. A qual ainda está viva, naturalmente. Quando a pobre cabeça cai do pescoço, vazia, a larva forma ali o seu pupário e deita para virar pupa; quando finalmente sai, algumas semanas depois, virou mosca.

Não tem nada a ver com parasitas humanos, mas é uma boa história.

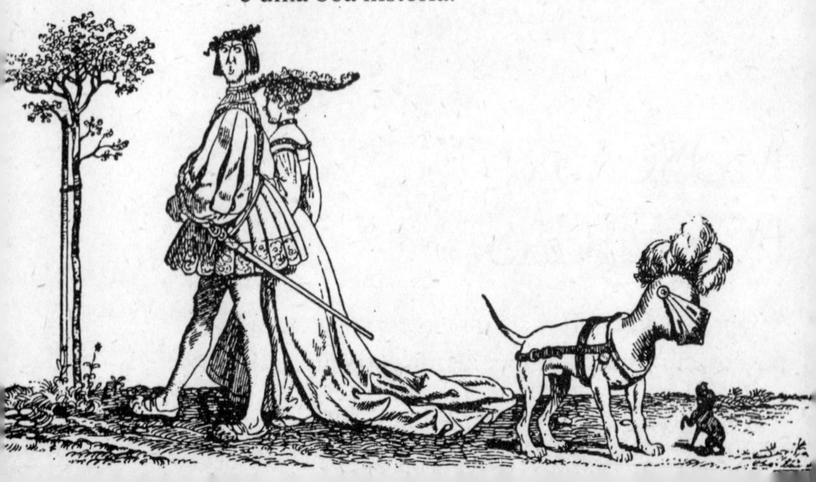

Contra eles?

SARNA

Na Bahia, a sarna, dita quipã, é tratada com pó de enxofre misturado a óleo de coco. A fórmula serve para qualquer coceira.

FUNGOS NA CASA

Passar formol nos rodapés e nos cantos. Queimar folhas de capim-limão e eucalipto num defumador.

Sterilair, aquele aparelhinho elétrico, funciona bem contra fungos e ácaros.

PULGAS

Colocar inseticida em pó dentro do saco do aspirador e aspirar regularmente a casa, inclusive o assoalho, pois elas gostam de botar ovos nas frestas; limpar o chão com aparelho a vapor. Repetir tudo em intervalos de no máximo cinco dias, que é o tempo que os ovinhos levam para se abrir. Espalhar erva-de-santa-maria pelos cantos.

CARRAPATOS

Em caso de ataque de micuins, entrar numa banheira cheia de água onde tenham sido dissolvidas duas ou três pedrinhas de anil faz todos os carrapatos se soltarem do corpo.

MOSCAS

Misturar 1,5 partes de formol com 2 partes de leite e 6,5 partes de água; distribuir em cumbuquinhas pela casa.

BARATAS

Misturar açúcar branco e ácido bórico (pó) em partes iguais; encher tampinhas de garrafa e espalhar por baixo dos móveis. As que comem, morrem, e as outras se afastam. Renovar periodicamente.

É uma solução completamente inofensiva para crianças e animais domésticos – a não ser, claro, pelo açúcar.

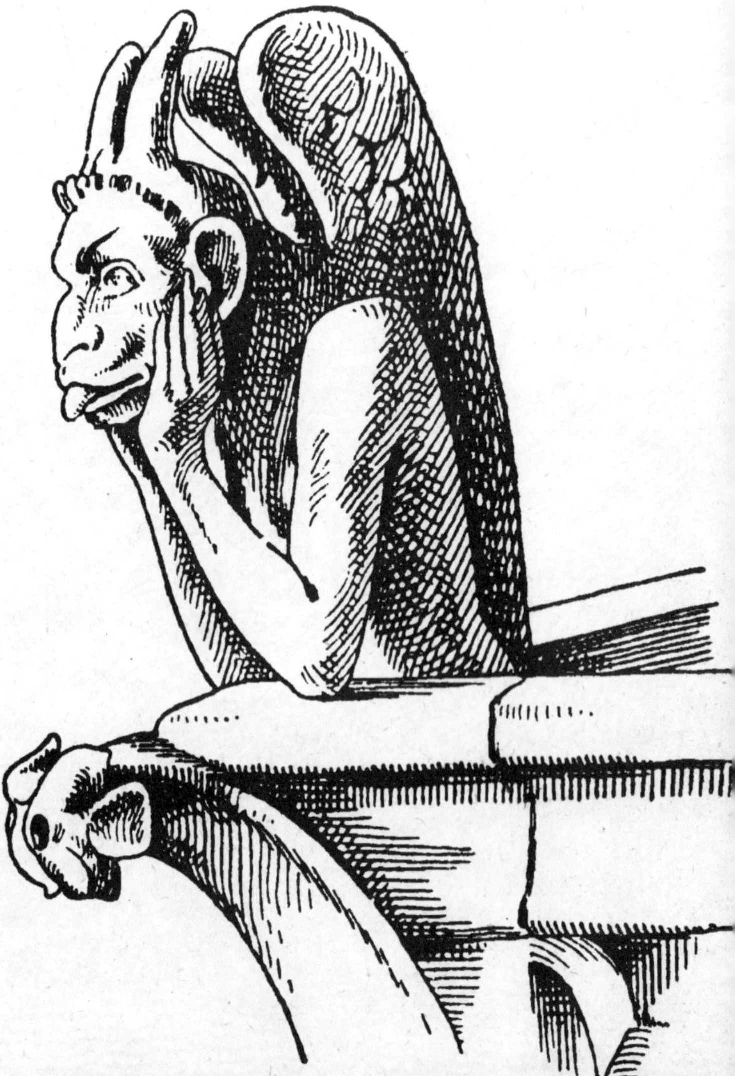

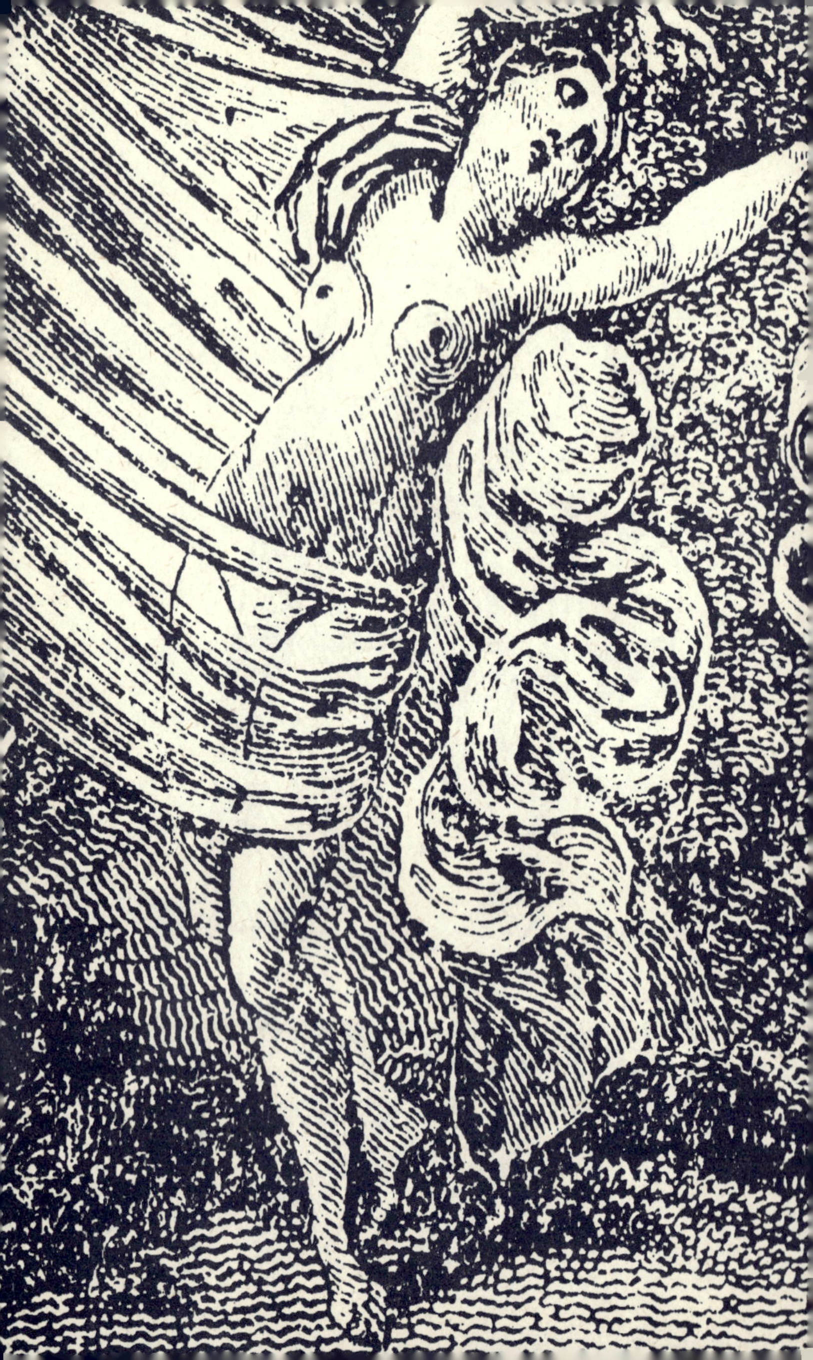

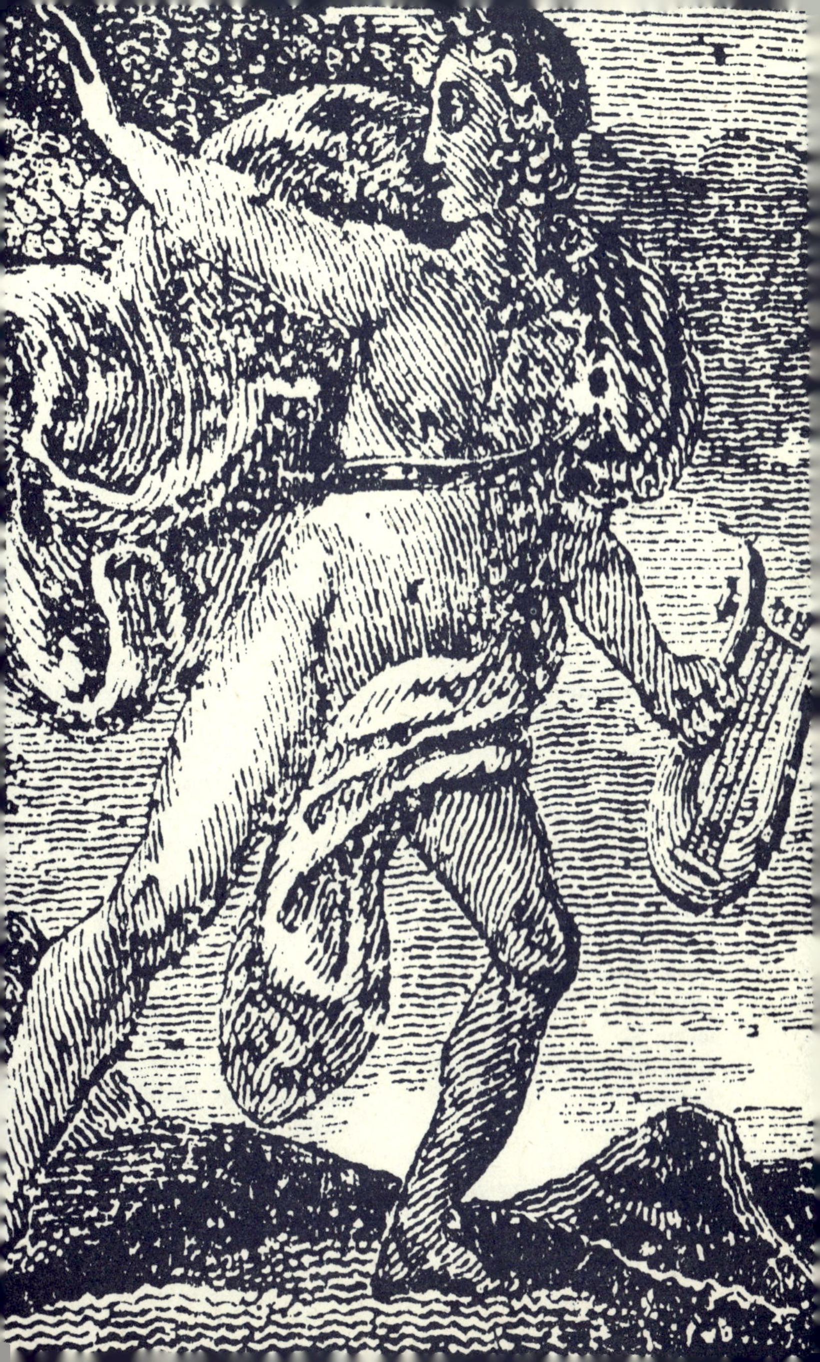

Índice

A

D

E

Bibliografia

Nosso quintal, nossa farmácia – Conselho dos moradores do Córrego do Jenipapo, Casa Amarela, Recife

Autocurateraрia, Tomio Kikuchi, Musso 1981

Maladies Parasitaires, J.-J. Rousset, Masson, Paris, 1995

Maladies Parasitaires, J.-P. Nozais, M. Danis, M. Gentilini, Editions ESTEM, 1996

Parasitologia humana, David Pereira Neves, Atheneu, 1986

Nos grand-mères savaient, Jean Palaiseul, Robert Laffont, 1995

L'argile qui guérit, Raymond Dextreit, Éditions Vivre en harmonie, 1997

A field guide do germs, Wayne Biddle, Anchor Books, Bantam Doubleday, 1995

Macrobiotic home remedies, Michio Kushi, Japan Publications, 1986

Plantas que ajudam o homem, José Caribé e José Maria Campos, Editora Pensamento, 1992

The complete book of chinese health and healing, Daniel Reid, Shambhala Publications, Boston, 1994

Solar disinfection of drinking water, A. Acra, Z. Raffoul e Y. Karahagopian, UNICEF 1984

A coprologia e sua aplicação em clínica do aparelho digestivo, Helio Copelman, Rio de Janeiro, 1971

Gastrenterologia clínica e cirúrgica, Helio Copelman e outros, Ed. Cultura Médica, Rio de Janeiro, 1988

Pulmon, Clarence A. Guenter e Martin H. Welch, Editorial Medica Panamericana, Buenos Aires, 1976

Encyclopaedia Brytannica CD98

Infectious diseases as an evolutionary paradigm, Joshua Lederberg, http://www.cdc.gov.ncidod/EID/vol3no4/lederber.htm

Emerging and reemerging helminthiases and the Public Health of China, Peter J. Hotez e outros, ftp://ftp.cdc.gov/pub/EID/vol3no3/ascii/hotez.txt ou http://www.cdc.gov/ncido/EID/vol3no3/ascii/hotez.htm

http://martin.parasitology.mcgill.ca/jimspage (estatísticas)

http://www.concentric.net/~Healthy/cfac/

cancerbk.htm

http://www.hardlink.com/~tsute/bacteria/glist.html

http://vm.cfsan.fda.gov/~mow/intro.html (The bad bug book) (http://vm.cfsan.fda.gov/list.html)

http://www.uri.edu/artsci/zool/ticklab/

http://www.nhm.ac.uk/

http://eatworms.swmed.edu/Worm_labs/Hope/

http://www.eb.com

http://www.biosci.ohio-state.edu/~zoology/parasite/home.html

http://www.nationalgeographic.com/contents/97features.html

http://www.lpsi.barc.usda.gov/bnpcu/

http://www.lpsi.barc.usda.gov/bnpcu/plinks.htm

http://ascaris.med.tmd.ac.jp/

http://www.mic.ki.se/Diseases/c1.html

http://www.nhm.ac.uk/

http://www.cdfound.to.it/HTML/atlas.htm

http://www.ucmp.berkeley.edu/bacteria/bacteria.html

http://commtechlab.msu.edu/sites/dlc-me/zoo/

http://www.cdc.gov/ncidod/EID

http://www.cdc.gov/ncidod/publications/slides/

http://www.who.org/

http://www.saske.sk/~pauwww/Helminth.htm

http://www.nas.edu/

http://biomednet.com/hmsbeagle/

http://www.cellsalive.com/

http://www.wellweb.com

http://www.wellweb.com/altern/diseases/diabetes.htm

http://www.mad-cow.org/

http://www.usp.br/

Pedro Paulo Lomba é o autor do enunciado da primeira lei da selva.

A maioria das ilustrações saiu do Larousse du XXe Siècle, edição de 1928, e do catálogo da Sears, Roebuck, edição de 1927. Também contribuem a Encyclopaedia Britannica, edição de 1967, o catálogo Vinhetas e Ornatos Tipográficos da Imprensa Nacional portuguesa, de 1838, e o volume 11 de The Complete Crumb Comics. A revoada de inhames é de Cesar Lobo e Murilo de Almeida, em concepção de Newton Montenegro de Lima.
A todos os desenhistas, cujo traço se renova no tempo e refina nosso repertório de emoções estéticas, minha homenagem e gratidão.

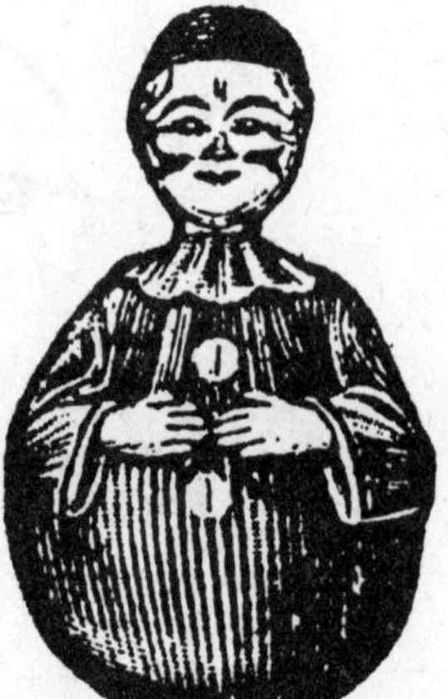

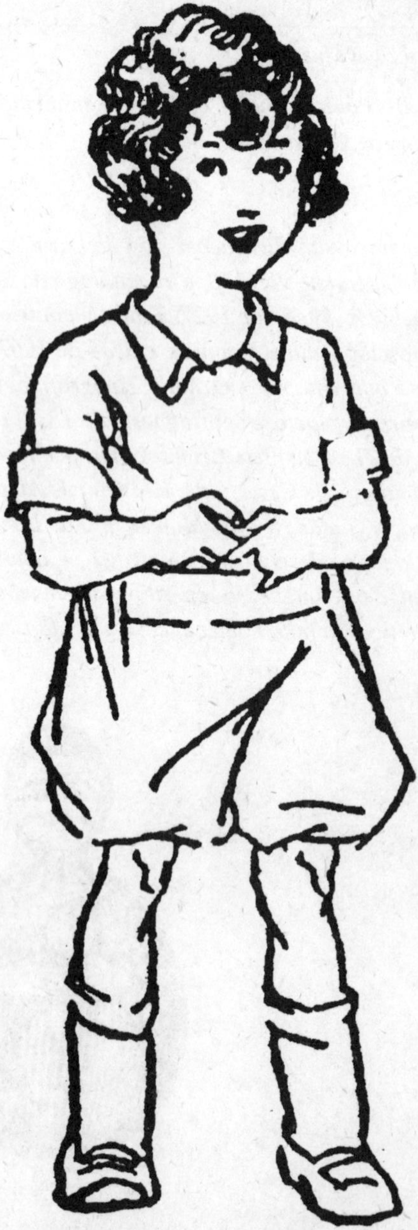

Sumário

Este livro é dedicado a Claudia Rego e Julia Santos, que gostam de todos os bichos.

Agradecimentos sinceros ao dr. Raul Barcellos, que me despertou para o tema, e a Carô Murgel, Susana Gigo Ayres, Mimi e Miguel Zwi, Maria Néo, Ozéas, Maria Antonia, Miriam Lane, Bete Esteves, Fátima Esteves, Aradhan, Carla Saboya, Bia Paes Leme, Mirian Moreira, Silvia Sobreira, Beatriz Guerra, José Luiz Costa Lyra, Paula De Luca, Helio Copelman, Monica Lacombe Camargo, Stella Marina, Marita Tomassini, Zyg e Bel Mauad e Angela Mascelani, pelas muitas formas de apoio.

Clare Isabella Paine deu o título, Cesar Lobo desenhou a capa, Maria de Fátima Barbosa reviu o texto. Fotolitos, Textmaster.
Impressão e acabamento, Editora Lidador.

CorreCotia

Projeto, edição e distribuição

Caixa Postal 41004

Rio de Janeiro 20232-970

Tel 021 509-0450

Fax 021 509-0859

http://www.correcotia.com

soniahirsch@correcotia.com

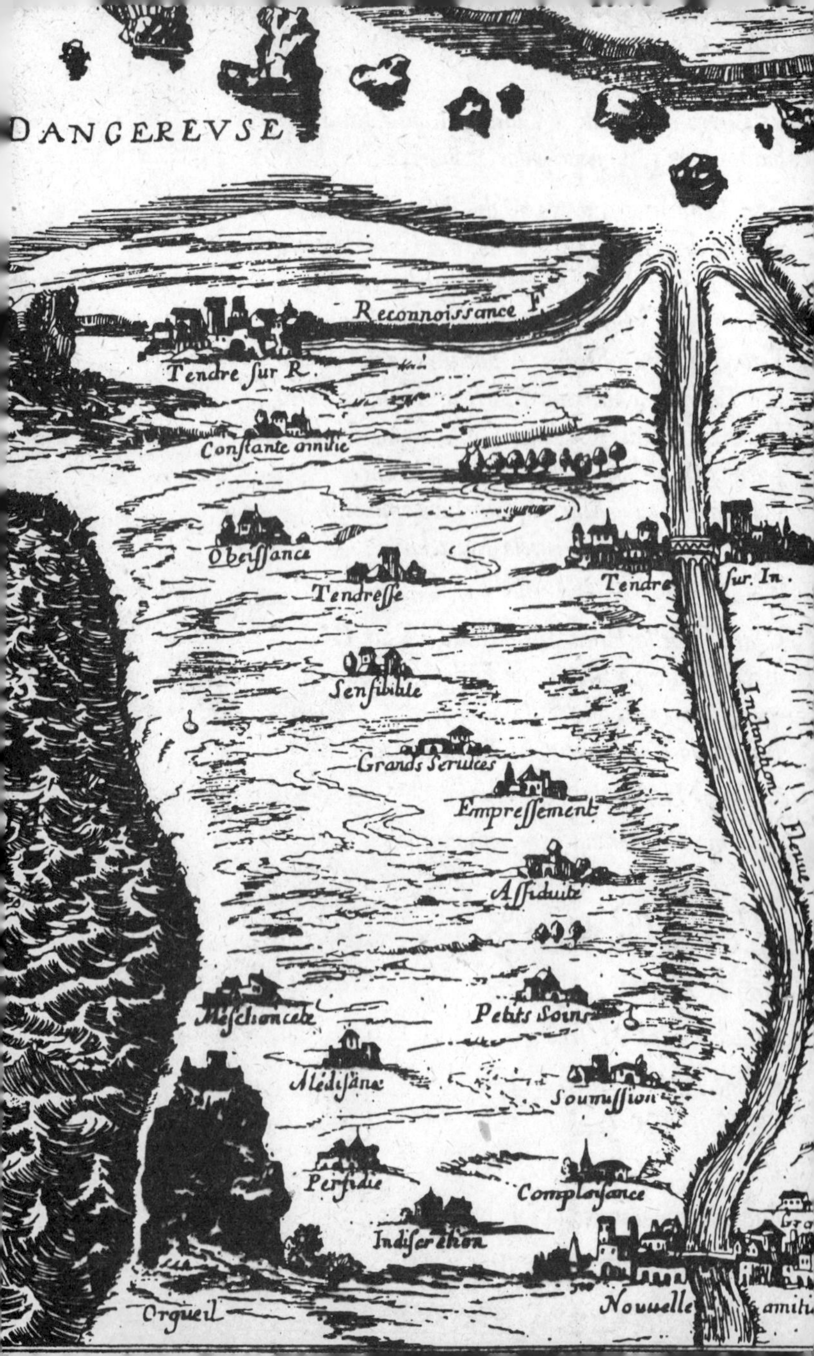
DANGEREVSE
Reconnoiſſance
Tendre ſur R.
Conſtante amitie
Obeiſſance
Tendreſſe
Tendre ſur In.
Senſibile
Grands Services
Empreſſement
Aſſiduite
Inclination
Fleuve
Meſchanceté
Petits Soins
Médiſance
Soumiſſion
Perſidie
Complaiſance
Indiſcretion
Orgueil
Nouvelle
amiti